皮肤光疗美容

PIFU GUANGLIAO MEIRONG

主　编　韩方莉

副主编　朱　平　马　宁　彭国红　程金明

主　审　梁永茂

编　者　（以姓氏笔画为序）

马　宁　朱　平　陈　敏　梁永茂

彭国红　韩方莉　程金明　谢　涛

熊　雄

绘　图　熊　雄

中国科学技术出版社

·北　京·

图书在版编目（CIP）数据

皮肤光疗美容 / 韩方莉主编 . 一北京：中国科学技术出版社，2017.7（2024.6 重印）

ISBN 978-7-5046-7480-7

Ⅰ . ①皮… Ⅱ . ①韩… Ⅲ . ①皮肤－美容－光疗法 Ⅳ . ① R622

中国版本图书馆 CIP 数据核字（2017）第 094821 号

策划编辑	焦健姿	
责任编辑	王久红　黄维佳	
装帧设计	华图文轩	
责任校对	龚利霞	
责任印制	徐　飞	

出　　版	中国科学技术出版社
发　　行	中国科学技术出版社有限公司销售中心
地　　址	北京市海淀区中关村南大街 16 号
邮　　编	100081
发行电话	010–62173865
传　　真	010–62173081
网　　址	http：//www.cspbooks.com.cn

开　　本	850mm×1168mm　1/32
字　　数	155 千字
印　　张	7.5
版　　次	2017 年 7 月第 1 版
印　　次	2024 年 6 月第 3 次印刷
印　　刷	河北环京美印刷有限公司
书　　号	ISBN 978–7–5046–7480–7/ R・2030
定　　价	45.00 元

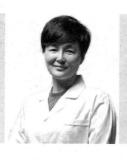

主编简介

　　韩方莉，从医30多年，1993年开始从事皮肤激光美容工作，在激光、强脉冲光等光疗技术治疗综合性皮肤问题方面有丰富的临床经验，且自己也多年受益于皮肤光疗美容。曾多次参与组织全国激光医学学术交流活动。曾历任湖北省暨武汉市激光学会激光医学专业委员会秘书、委员、常务委员、副主任委员；湖北省光学学会医用光电子专业委员会秘书、委员、常务委员、副主任委员；湖北省中医中药学会美容专业委员会委员；原武汉长城医院皮肤美容科主任；原《医用激光杂志》常务编辑兼编辑部主任；原《现代激光医学通讯》副主编；香港培训认证中心广州基地教授；香港国际职业培训认证中心教授；全国职业能力测评中心广州测评站教授；全国继续教育职业技能测评中心教授。在各级医药杂志发表论文多篇，并多次获得武汉市人事局/科协/科委合发的优秀论文奖，参与编撰激光医学专著《实用激光皮肤性病学》《低强度激光临床应用手册》。

内容提要

编者从激光研究，激光教学、激光生产和激光医学应用等多角度入手，介绍了光疗美容的发展与应用、光疗物理学基础、常用皮肤光疗仪器及相关技术、皮肤美容基本理论、色素障碍性皮肤病及治疗、血管性皮肤病及治疗、与皮肤附属器有关的皮肤病及治疗、良性皮肤增生性疾病及治疗、强脉冲光美容、私密激光美容、紫外线防护等内容，旨在与各位同道分享皮肤光疗美容技术，帮助更多人受益于皮肤光疗美容。本书内容简明，实用性强，适合广大光疗美容工作者参考阅读。

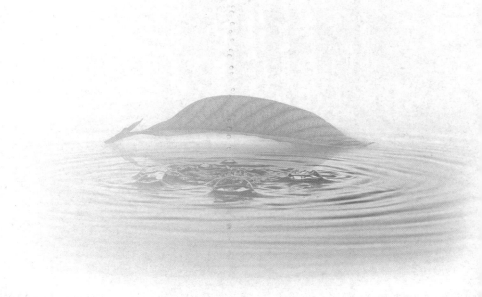

序

　　激光是当代四大科学成果之一（即原子能、半导体、计算机和激光）。1960年，美国科学家Maiman发明了第一台红宝石激光器，第二年即开始应用于医学，在视网膜脱落的焊接等领域取得了突破性进展。目前，激光医学已成为医学中不可缺少的技术，利用激光的优点，充分发挥其凝固、汽化、切开、光敏、免疫、针灸、镇痛的多种作用，现已广泛应用于临床各个科室，其中最为突出的是激光在美容方面做出的突出贡献，创造了大量难以置信的奇迹，激光美容进入医学应用以来，已占领了医学美容界的半壁江山，说明激光美容具有有效性、广泛性、独特性、无害性，随着激光器的不断改进与发展，激光对皮肤组织的作用从单纯破坏所有组织（其中也包括正常组织），发展到今天，有选择地破坏组织内异常的黑色素、病变的血管，而不损害皮肤，不留瘢痕，还能帮助消除皱纹，使老化皮肤变嫩，消除多余的毛发，促使毛发生长等，使美容达到了更高境界。1983年，Anderson R. R.和Parrish J. A.提出了选择性光热作用理论，即根据不同的组织生物特性，选择最合适的激光参数（波长、脉冲持续时间、能量），就能保证最有效的治疗效果，而对周围正常组织损伤最小，这使激光美容的安

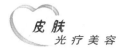

全性、有效性得到完美结合，是激光医学专业的里程碑和分水岭，将激光美容提高到一个新的高度，真正做到了"去病不留痕"的新境界。

韩方莉教授从事激光美容二十余年，有丰富的理论和临床工作经验及创新，而且具有多年从事激光美容的丰富教学经验，在激光美容的发展和应用上做出了突出贡献！今天，随着光疗美容事业的发展，需要大批光疗美容医学的专业人员。所以，韩方莉教授根据自身长期从事光疗美容的理论和经验，编写了这本《皮肤光疗美容》。

这本书反映了皮肤光疗美容的理论、临床经验，也反映了光疗美容医学的最新科技成果，有非常强的实用性，为广大从事光疗美容工作者提供了一本高质量的实用工具书，希望读者能掌握其中的基本理论，体会其中的实践经验，使光疗美容医学事业在大地开花结果，事业蒸蒸日上。

北京同仁医院　朱　平

前　言

　　有关整形的手术记载有 2600 年的历史，最早的手术大都与鼻缺损修复有关。整形外科成为一门专科始于第一次世界大战（1918 年），第二次世界大战（1938 年）才成为一门完整学科体系，所以说，整形外科是战火中飞出的金凤凰！美容医学更是 20 世纪 90 年代初才出现的新生事物。随着社会经济的发展、人们物质水平和文化水平的提高，也随着物理研究、医学美容技术的提高，光疗美容以效果明显、无创或创伤小、不良反应少的特点，创造了无数"美丽"的奇迹，越来越受到施术者和受术者的青睐，近 30 年有飞速发展的趋势。

　　编者通过多年向从事激光研究、激光教学、激光器生产和激光医学应用等前辈的学习，并结合自己的临床体会，编写《皮肤光疗美容》一书，意在与各位同仁分享此类技术，也希望让更多的人能受益于光疗美容。光疗美容不仅可以解决人体皮肤的问题，给人类带来美丽，也能改变人体的亚健康状态和精神面貌，提高人类的生存质量。

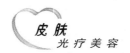
鉴于目前有很多美容从业者也在从事光疗美容，本书在诊断、常见皮肤问题的防护、无创光疗仪器的应用方面略有一些倾斜，旨在降低操作风险，减少纠纷。

由于编者的研究方向局限，此书的内容范围可能有偏颇，在此深表歉意。此书的编写受到了众多专家的支持，也参考了许多前辈、同仁的书籍、网络信息。在此，谨向为本书的编撰做出贡献的各界前辈、同仁致以衷心的感谢！

韩方莉

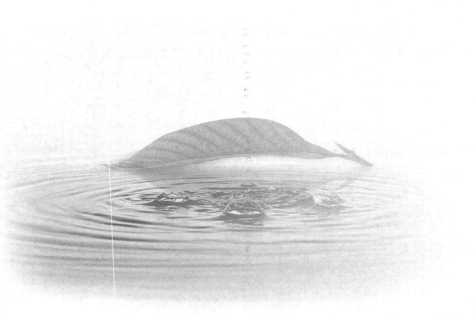

目 录
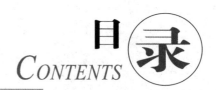
CONTENTS

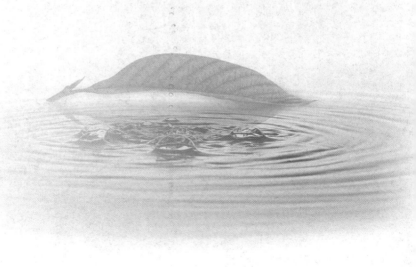

第1章
CHAPTER 1
光疗美容的发展与应用

一、发展史

激光是世纪之光，是 20 世纪四大发明之一（计算机、半导体、原子能、激光器）。如同一个人的成长一样，激光的发展也经历了孕育、诞生、发展、成熟的各个阶段。

1916 年，著名物理学家爱因斯坦（Albert Einstein）提出了"自发和受激辐射"理论，为现代激光技术奠定了物理学理论基础。1960 年美国梅曼博士（Theodore Maiman）成功研制世界上第一台功能性激光器——红宝石激光器。此后激光进入了一个长足的快速发展阶段，各种固体、气体、半导体激光器相继问世。激光以其独特的性质，在军事、科研、医学领域得到了广泛的应用。尤其在医学上的应用使许多临床问题得到了很好的解决，由此促成了一门新的医学分支——激光医学的诞生。

激光器诞生后，首先应用于医学，为人类的健康带来了福音，也为我们医学工作者提供了高科技武器。

1961 年，美国 C.J.Compbell 博士首先用红宝石激光成功焊接了视网膜剥离的眼疾患者，开启了激光医疗先河。

1961 年，美国皮肤科 Goldman 医生首先成功将红宝石激光应用于皮肤暗色胎记治疗，得到满意疗效。1963 年又进行皮肤黏膜、血管的切割和焊接，并与常规的手术切割、缝合比较，结果显示激光具有手术的切割创面小、修复完整的优势。

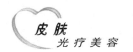

1965 年，中国开始将激光应用于临床医学。

1970 年，掀起了激光医学热潮，激光被广泛应用于内科、外科、妇科、皮肤科、眼科、耳鼻喉科、肿瘤科、针灸科、理疗科……

1974 年，研制出了激光内窥镜系统，使医学手术进入了微创或无创时代，给很多无手术条件的患者带来了福音。

1975 年，在以色列特拉维夫召开了第一届国际激光外科会议，为国际激光医学提供了学习交流平台。

1977 年，在武汉召开了第一届中国激光医学学术会，会上有 80 余篇论文交流。

1981 年，世界卫生组织宣布激光医学成为一门正式学科。

1983 年，Anderson R. R. 和 Parrish J. A. 提出了"选择性光热效应"概念，使色素增生性疾病的治疗达到了有效、安全的完美统一，是激光医学，特别是激光美容医学发展史上的里程碑。

随着激光理论的深入研究，其他光疗设备也相继被研发出来，并应用于皮肤美容。现代激光美容已成为当代最具魅力和远大前途的医学美容项目。

二、应用

激光医学的基本理论是激光的生物学效应。激光在临床的应用很广，但是也是有一定应用范围的，绝不可把激光看成是万能的。目前，激光在医学上的应用，大体可分为如下三方面。

1. 激光治疗　激光治疗相较常规手术优势如下。

（1）多为非接触性手术：一般激光刀距靶（即手术部位）都有一定距离，甚至可以通过激光反射镜治疗肉眼直观所不及的病变，还可以通过各种内窥镜操作。

（2）可以运用不同的方式以达到同一治疗目的：根据需要

可选择汽化、切割、炭化、凝固、焊接、变性、加温和刺激等。

（3）手术野干净，几乎没有大出血。

（4）消毒好：可以在感染区手术，因激光可以杀菌，同时可封闭血管（减少了细菌的传播），尤宜用于烧伤切痂手术。

（5）可以做精确的显微手术，也可以在狭小的手术野中操作。

（6）术后水肿反应轻、疼痛轻、瘢痕少。

（7）可以设法导入体内。

（8）可以进行光动力学（PDT）治疗。

（9）产生干扰少。

2. 激光诊断　利用激光连续扫描测定人体体温、pH、含氧量、CO_2 含量等，主要是在体格检查或病理学、细胞生理学等基础医学方面的研究。

3. 科研　激光治疗皮肤病的病种已近百种，居临床之首，且同一种皮肤病，也可选用几种不同类型的激光器进行治疗，常见皮肤病的激光治疗，见表1-1。

表1-1　激光在皮肤科的应用

皮肤血管病	鲜红斑痣、草莓状血管瘤、毛细血管扩张、蜘蛛痣、酒渣鼻、化脓性肉芽肿、血管角皮瘤、疣状血管瘤、血管炎、银屑病
皮肤色素病	太田痣、伊藤痣、色素痣、先天性色素痣、蓝痣、不良文身、异物色沉、雀斑、雀斑样痣、咖啡斑、贝克痣、红细胞黑变病、口唇黑斑、黄褐斑、白癜风
皮肤肿瘤	汗管瘤、粟丘疹、表皮痣、皮脂腺痣、皮脂腺囊肿、脂溢性角化病、鲍恩病、基底细胞癌、瘢痕增生、结节硬化症、着色干皮病、息肉综合征、黄瘤病、皮赘、皮角
感染性皮肤病	寻常疣、扁平疣、尖锐湿疣、传染性软疣、跖疣、疱疹、癣、毛囊炎、丹毒、疖、痈
其他皮肤病	腋臭、鸡眼、胼胝、汗孔角化病、毛囊角化症、神经性皮炎、接触性皮炎、荨麻疹、结节性痒疹、皮肤黄疣、扁平苔藓、玫瑰糠疹、冻疮、皮肤淀粉样变
美容治疗	瘢痕、眼袋、多毛症、毛发稀少、痤疮、皮肤松弛、皱纹、肥胖、平胸

第2章 光疗物理学基础

CHAPTER 2

一、光的本质

普通光（灯光、阳光）与激光束在本质上是相同的，都是电磁波中的一种。电磁波谱（图2-1）从短波到长波排列依次为γ射线、X射线、紫外线、可见光、红外线、微波、无线电波。

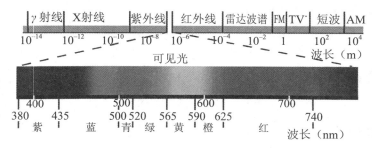

图2-1 电磁波谱

紫外线、可见光和红外线合称为光学谱，只占电磁波谱很小部分。

紫外区分长波紫外（UVA 320～400nm）、中波紫外（UVB 280～320nm）、短波紫外（180～280nm）、真空紫外（0.5～200nm）。

可见光指人眼能感受到的光谱范围，从长波（760nm）到短波（400 nm）按颜色排列依次为红（760～630nm）、橙（630～600nm）、黄（600～570nm）、绿（570～500nm）、青

（500～450nm）、蓝（450～430nm）、紫（430～400nm）。

红外区分远红外（25～1000μm）、中红外（2.5～25μm）、近红外（0.75～2.5μm）。

微波和无线电波称为射频，在光学谱外。

光在空间的传播具有波粒二象性，可通过波动理论或粒子理论来描述。也就是说一方面激光本身是一种电磁波（图2-2），其在空间的传播具有波动性。另一方面，其是由无数光子组成的，具有光的粒子性，每个光子都含有一定的能量，所以又把激光称作光量子。

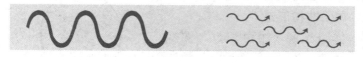

图2-2　光的波粒二象性

由此，我们要掌握一个重要的物理概念——波长。

光在一个振动周期内所传播的距离，称为"波长"，用 λ 表示，常以纳米（nm）为单位，其值等于光速（υ）与振动周期（T）的乘积。每一种激光器都有它特定的波长。波长与频率成反比关系（图2-3）。

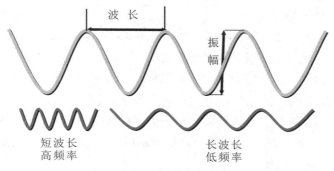

波长

振幅

短波长
高频率

长波长
低频率

图2-3　波长与频率

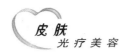

二、常见光源

在自然状态下，大部分原子或其他粒子都处于最低的能量状态（即能级）上，这种状态称为基态。而处于高能级的原子或粒子的状态称为激发态，它们是不稳定的，往往会向低能级跃迁而趋于稳定，同时以光子的形式将能量释放出来，这一过程称为自发辐射（spontaneous radiation），与外界无关。自然光与普通光源都属于自发辐射，它们发射出的光子频率、方向、偏振状态、相位各不相同，属于非相干光。

普通光源（如白炽灯，图2–4）具有以下特征：①热灯丝或煤气燃烧；②宽带光谱（白色是所有颜色的混合）；③向各方向散发；④连续的或脉冲的（"闪光灯"）；⑤有限聚焦性能。

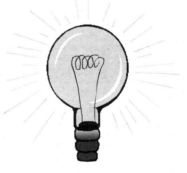

图 2–4 白炽灯

三、激光

（一）概述

light amplification by stimulated emission of radiation，中文含义为"受激辐射光放大"，简称"激光"；英文简称"LASER"，即"镭射"，中国香港、台湾地区一直称镭射。与普通光不同，激光是原子、分子中处于高能级亚稳态的电子在入射光的诱发下，引起大量电子由高能级向低能级跃迁而产生大量特征相同的光子，是一种受激辐射（stimulated radiation），是单一波长的光。

受激辐射的特点如下。

1．它不会自发产生，必须有外来光子的作用。

2．外来光子的能量必须等于粒子中两个能级间的能量差，这时才有一定的 N 率产生受激辐射。

3．受激辐射光子和原来的入射光子是两个完全相同的光子，两者不可分辨，也就是说它们的发射方向、位相、偏振、频率和速度等都相同，而且处于同一量子状态。故受激辐射的结果是一个光子变成两个光子，这两个特征完全相同的光子又分别诱导另外两个处于激发态的原子，进而变成四个完全相同的光子，如此类推，若激发态的原子大量存在，则可产生大量特征完全相同的光子，这种现象称光放大。

4．受激辐射的出射光等于两倍入射光。

5．每一个受激粒子都是一个光量子放大器，放大率为2倍。

（二）激光器的结构

激光的产生机制是相当复杂的，简言之激光器的结构必须包含三大部分，即工作物质、激励能源、光学谐振腔。

1．工作物质　要产生激光，必须实现粒子数的反转（使高能级的粒子数多于低能级的粒子数，即为粒子数反转）。 能造成粒子数反转的物质称为激光器的工作物质（或叫作激活媒质、激活介质），唯有这些特殊的介质才能充当激光的工作物质，目前自然界中只能找到数百种这样的介质。它具备亚稳态能级。这种物质受激励后，就有可能使亚稳态的粒子数比基态的粒子数多，形成反分布状态。

常用的激光工作物质有以下几种。

（1）固体工作物质：掺铬红宝石（Ruby），紫翠玉宝石（Alex），掺钕、掺钬、掺铒：钇钕石榴石（Nd/Ho/Er：YAG）。

（2）气体工作物质：二氧化碳（CO_2）、氮（N_2）、氦 - 氖

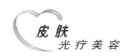

（He-Ne）、氩（Ar+）、氪（Kr+）等，还有 ArF、XeCl、KrF 等准分子气体。

（3）液体工作物质：有机染料分子若丹明、荧光素、香豆素、吖啶橙等。

（4）半导体工作物质：砷铝镓、掺铟磷铝镓、掺铟磷砷镓、掺铟氮化镓等。

2. **激励能源** 在工作物质中，要实现粒子数反转，还必须从外界提供能量，将处于低能级的粒子激发到高能级上，这一过程称为"泵浦"或"抽运"。能提供能量从而起到这一作用的物质就是激励源。激励源所发射的谱线应尽可能与工作物质最强的吸收谱线相匹配，这样才能实现能量的最大转化。激励的目的是为了实现粒子数的反转。

常用的激励方式如下。

（1）电激励：常见于气体激光器，又分为直流放电、高频和脉冲放电。

（2）光激励：几乎所有固体、液体激光器。分普通光和激光光泵。

（3）化学激励：多用于军用激光器。

（4）核激励：多用于军用激光器。

（5）热激励：是用一种高温非平衡态的转换促使粒子数反转。

3. **光学谐振腔** 工作物质外加激励源就可以实现粒子数的反转，但还需要在特定方向上的受激辐射不断放大加强，达到很好的方向性和单色性。在激光器中，起到这一作用的装置就是谐振腔。所以，谐振腔是为激光器的振荡提供必要的光反馈，导致光放大，同时限制激光的频率和方向，保证激光的单色性和方向性。

最简单的谐振腔由两块平面反射镜组成，其中一块为全反射镜，另一块为部分反射镜，它们互相平行，并且与工作物质的轴线严格垂直。

光子在谐振腔内振荡时也会有一定损耗，偏离中心轴线的光子很快逸出腔外，只有轴线振荡的光才能得到光的放大，如果增益大于损耗，腔内就能维持振荡。腔内损耗常用品质因素 Q 值表示，其质越大，表示损耗越少。由此，引申出调 Q 概念。

激光调 Q 技术（laser Q modulation technology）最早出现于 1962 年，是激光发展史上的一个重要突破，是为压缩激光器输出脉冲宽度（纳秒级，10^{-9}s）和提高脉冲峰值功率（兆瓦级，10^6 W）而采取的一种特殊技术；这种技术的基础是一种特殊的关键元件——快速腔内光开关，称为激光调 Q 开关，或简称为 Q 开关。简言之，在瞬时（纳秒，ns）达到高峰值功率（兆瓦，MW）的技术。

这种激光器发射的高峰值功率的光被色素吸收后，色素在光热效应下被粉碎，色素团被迅速膨胀、破碎，随后这些小碎片被体内的吞噬细胞吞噬，清除出体外，由于释放能量的时间极短，使其产生的热量不传输到周围组织和表皮，不造成正常皮肤的损害，因而治疗后原则上不形成瘢痕。它完全改变了色素性皮肤问题的治疗现状，用于治疗色素沉着性疾病已取得了近乎完美的治疗效果。我们历年在治疗色素沉着性疾病的同时，发现对瘢痕、皱纹、毛孔粗大等，有很好的修复和改善。

近年又上市了皮秒（Picosecond）激光，使脉宽又缩短至 10^{-12}s。使色素增生性皮肤病的治疗更安全。

激光调 Q 技术的工作原理是在激励开始后有意降低谐振腔的 Q 值而不产生激光振荡，则工作物质内的粒子数反转不断增大，然后在某一时刻，突然快速增大谐振腔的 Q 值，使腔内迅

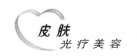
速发生激光振荡，高度积累的反转粒子能量在很短时间内快速释放出来，从而获得很窄脉宽和高峰值功率的激光输出。

常见调 Q 技术有机械转镜调 Q 开关、电光调 Q 开关、饱和吸收染料调 Q 开关和声光调 Q 开关。①机械转镜调 Q 开关，开关装置坚固耐用，但机构复杂，调 Q 稳定性差；②电光调 Q 开关，开关速度快、控制精度高；③饱和吸收染料调 Q 开关，装置简单、成本低，但光化学稳定性差，调 Q 重复性精度不高。

电光调 Q 和声光调 Q 都是主动式调 Q，即人为地利用某些物理效应来控制激光谐振腔的损耗，从而达到 Q 值的突变；而被动调 Q 方式，是利用某些可饱和吸收体本身特性来改变激光谐振腔的损耗，达到调 Q 目的。主动调 Q 方式虽有许多优点，但需要高压电源，易产生电子干扰，晶体易潮解，结构复杂，调试要求高；而被动调 Q 方式结构简单，易调整，无高压电源，不潮解，导热性好，开关速度快，功耗低。

常见调 Q 机器有掺铒：钇铝石榴石激光器（波长 2940nm）、掺钕：钇铝石榴石激光器（波长 1064nm/532nm）、红宝石激光器（波长 694.3nm）、紫翠玉宝石激光器（波长 755nm）。

（三）激光的产生

如图 2-5 所示，通过受激辐射产生的光子，方向各异，偏离轴线的光子很快逸出腔外，只有轴线方向振荡的光子才能得到放大，持续振荡，形成雪崩效应式的放大过程。当光强增大到足以抵偿腔内各种损耗和部分透射时，就可在光学谐振腔内形成持续振荡，最终从部分反射镜中输出一束极强的光（频率、方向、偏振状态、相位一致），这就产生激光。

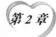

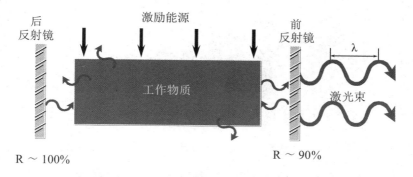

图 2–5　基本激光系统

1. Nd:YAG 激光器（图 2-6）　以掺钕：钇铝石榴石为工作物质（即激光棒），波长 1064nm。连续 Nd：YAG 以持续泵浦灯（如 Kr 氪灯）为激励能源；脉冲 Nd：YAG 以脉冲泵浦灯（闪光泵浦灯，如氙灯）为激励能源。

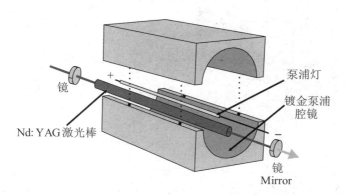

图 2–6　Nd：YAG 激光器

2. 激光的倍频　激光的倍频原理如图 2–7 所示。利用频率为 υ 的光穿过倍频晶体，产生倍频效应，其出射光中含有 2υ 光的成分，从而获得波长减少一半的激光。

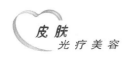
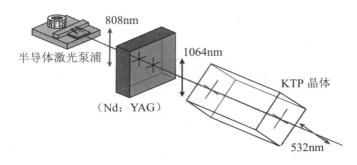

图 2-7　1064nm 激光通过倍频晶体（即磷酸酞氧钾，KTP）转换成 532nm 的激光

3. 气体激光的产生　机制同固体激光，但气体激光的激励能源与固体激光不同，是电激励，所以机器成本相对要低一些（图 2-8）。

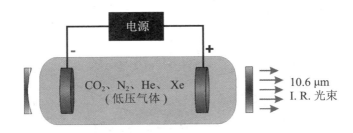

图 2-8　CO_2 激光的产生

4. 激光的输出　要得到理想的治疗效果，必须将激光的能量准确地传递到病灶，这就需要借助导光系统，其优劣直接影响治疗效果。目前常用的有导光关节臂和光导纤维。具体机型见图 2-9 和图 2-10。

一个好的导光系统要符合以下标准：保持激光的原有特性、输出稳定、损耗低、操作方便灵活、牢固耐用。

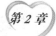

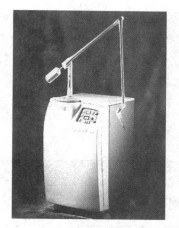

图 2-9 导光臂机

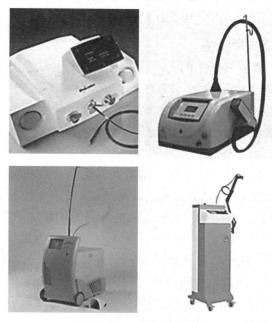

图 2-10 光纤输出机

（1）通常使用的医用光纤为折射率突变型石英光纤。外径1~1.5mm，芯径0.2~0.6mm，传输波长为400~2500nm。光在介质面发生多次全反射，使之不会逸出光纤（图2-11）。

（2）导光关节臂由接管、轴承、全反射镜3部分组成。1个关节臂多由5~7个关节组成，经过几个关节的反射，使光传输至出口处。

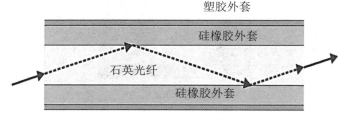

塑胶外套

硅橡胶外套

石英光纤

硅橡胶外套

图2-11　光导纤维

（四）激光的特性

作为受激辐射产生的光，激光具有许多自然光无法比拟的特性，使其在科研、医疗、信息、军事等领域有着广泛的应用。

1. **单色性好**　指激光的谱线宽度窄，色度较普通光纯。用于精确测量物体的长度和光缆通讯。气体优于固体，固体优于半导体。

2. **相干性好**　速度快、精度高。用于全息照相、激光衍射仪。频率相同、振动方向相同的两列波相遇处，位相差恒定，这样的两列波，称为相干波。激光具有时间相干性和空间相干性。

3. **方向性好**　意味着可以将光束传播到很远的距离而仍然确保足够的强度。用于定位、导向、测距等。激光束通过聚焦可以获得1μm的光斑，医学用作普通手术刀和微手术刀（对DNA等生物大分子进行切割或焊接）。

4. 亮度高　能量在空间和时间上高度集中，能熔化或汽化一些硬度大、熔点高的材料。可以作激光武器；切割金属等；炭化和气化组织。医学上用中等功率的激光切割组织和骨质。

激光与白光的比较见表 2–1 和图 2–12。

表 2–1　激光和白光的性质对比

激　光	白　光
光波，激光是重叠的	白光是发散的
通过分光棱镜激光是单色	白光是彩色的
激光的方向性好，亮度高	白光是发散的

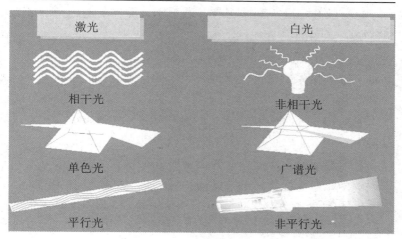

图 2–12　激光与白光的比较

（五）激光计量及有关参数

激光的输出方式有连续波、准连续波和脉冲波，像电灯一样，打开开关后持续发光的类型就称连续波（即连续输出）激光。像照相机的闪光灯一样，闪一下后要稍微等一会儿再闪第二下的类型（脉冲发射），就称脉冲激光。脉冲波根据脉冲时间的长短分为长脉冲、短脉冲和超脉冲。脉宽为 ms（10^{-3}s）级称为长脉宽，μs（10^{-6}s）级的称为短脉冲，ns（10^{-9}s）级的称为超短脉冲。现在又有了皮秒（10^{-12} s）激光治疗机。

影响激光对皮肤的穿透深度的因素如下。

1. **功率（Power）**　指连续输出的激光器在单位时间内所做的功。常用单位为瓦（W，1W=1J/s）或毫瓦（mW）。

2. **能量**　指脉冲输出的激光器，其每一脉冲所具有的做功能力。常用单位为焦耳（J）或毫焦（mJ）。脉冲激光有平均能量和峰值能量两种表示方式。

相关参数如下。

（1）脉冲幅度：脉冲可有多种形状，脉冲所能达到的最大值称脉冲幅度。

（2）脉冲宽度（pulse width，简称脉宽）：对于 ms 级的光疗机，脉宽指光能量一个脉冲式输出的持续时间。脉宽越大，能量越大。

对于 ns 级的激光机，脉宽指激光能量一个脉冲式发出，功率从 1/2 到最高点，又从最高点回到 1/2 处的持续时间。

对于连续输出，此概念为照射时间，以秒或分钟表示。可以理解为相对于生物体的热效应，脉冲输出的脉宽就如同杂技演员钻火圈（高功率但时间短，不易伤组织），连续输出的照射时间如同烧烤（低功率但长时间也会烤焦组织）。

（3）脉冲频率：每秒钟电磁波经过某一点的数量（Hz）。

（4）峰值功率：脉冲能量与脉冲宽度之比。

（5）脉冲间隔（pulse delay）：又称脉冲延迟，如果一次光发射由两个以上子脉冲组成，则两个相邻子脉冲宽度间的停顿时间即为脉冲间隔，一般用毫秒（ms）表示。脉冲间隔越大，组织冷却时间越长。表皮冷却时间 10ms，毛囊冷却时间

100ms，血管冷却时间 200ms。

3. **光斑面积**　通常指激光束落在受照组织表面的光斑的面积。常用单位：平方厘米（cm²）。如果光斑呈圆形，则常用光斑的直径表示光斑的大小，单位为毫米（mm）。

因激光从体表传到靶组织要高度发散，故其光斑直径要大于靶点直径，靶组织愈深，光斑应愈大。

4. **激光剂量（D）**　又称激光能量密度（fluence），指激光束垂直照射靶组织单位面积上的能量。常用单位为焦耳／平方厘米（J/cm²）。

实际上，光束的中央部分的能量密度要比周围的高。光束中央部分的能量密度分布称光束剖面。如果光束剖面的能量分布均匀，对组织的作用就会比较均匀，这类激光有较好的治疗效果。

相关参数：功率密度（power density）指激光照射靶组织单位面积上的功率（W/cm²）。

5. **热弛豫时间（thermal relaxation time, TRT）**　是指热量从靶组织向周围组织传导，使靶组织温度下降 50% 所需的时间。

一般而言，靶组织体积或直径越大，TRT 越长。

TRT 是衡量组织冷却速度的指标，是选择性光热作用的重要参数。临床应用中，很多参数的设置都要考虑 TRT，如脉宽、脉冲间隔。

TRT 皮肤组织为 1ms，黑素小体为 1μs，血管为 0.05～45ms（表 2-2），毛囊为 40～100ms。

表 2-2　不同直径血管的 TRT

血管直径（μm）	10	20	50	100	200	300
热弛豫时间（ms）	0.048	0.19	1.2	4.8	19.0	42.6

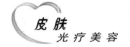

（六）激光器种类

激光器有很多种，可从不同角度分类。

1. 根据工作物质分类　气体、液体、固体、半导体激光器等。

2. 根据激励方式分类　电激励、光激励、热激励、化学激励激光器等。

3. 根据工作方式分类

（1）连续波：指激光的能量连续输出。

（2）准连续波：指激光的能量以脉冲式输出，但输出的脉冲频率非常高，在皮肤组织上的生物学效应和临床效果与连续式激光没有显著差别。

（3）脉冲：指单个激光脉冲宽度小于0.25s，每间隔一定时间才工作一次的激光器。它具有较大的输出功率，适合于激光切割、测距等。调Q和锁膜是得到脉冲激光的两种最常用的技术。

（4）锁膜：又被称为超短脉冲技术的激光器。

（5）调Q激光器：能够获得峰值功率在兆瓦以上而脉宽仅为纳秒量级的激光脉冲的激光器。

4. 根据激光波长分类　紫外、可见、红外、射线激光器等。

5. 根据生物效应分类　强激光、弱激光。

6. 根据危害防护分类　Ⅰ、Ⅱ、Ⅲ、Ⅳ级激光器（详见第3章）。

如CO_2激光器，从不同角度分，工作物质为CO_2气体，电激励，原始光为连续输出，波长10 600nm（红外），聚焦为强激光，散焦为弱激光。

光谱与激光类型，见图2-13。

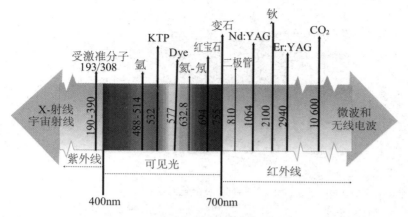

图 2-13　光谱与激光类型

四、激光在人体皮肤组织上的生物学效应

（一）皮肤结构

皮肤是人体面积最大的器官（1.5～2m²）。

皮肤是人体最重的器官（占体重的 16%）。

皮肤的厚度因部位、年龄而不一，平均 0.5～4mm，手掌、足底皮肤最厚（1～3mm），面部皮肤其次（2～3mm），眼睑最薄（0.5mm）。

皮肤含水量占人体总水量的 70%，使皮肤组织对红外光谱有强烈的吸收。

身体皮肤的 pH 4～9，面部皮肤 pH 5.5 左右。

皮肤结构由外向内可分为三层（图 2-14）即表皮、真皮和皮下组织。其下有丰富的血管、神经、肌肉、淋巴管、皮肤附属器。

表皮与真皮之间以波浪结构连接，表皮伸入真皮中的部分称表皮突，真皮伸入表皮中的部分称真皮乳头。

皮肤的功能有屏障、感觉、调节体温、吸收、分泌、排泄、新陈代谢。

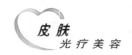
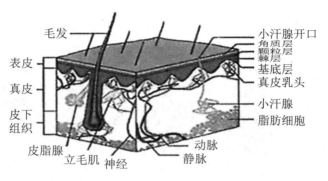

图 2-14　皮肤组织结构

1. **表皮**（epidermis）　是皮肤的最外层，厚度为 0.1～0.4mm。由 20～30 列扁平的无细胞核的角质细胞和树枝状细胞构成。表皮内无血管，受伤后不会出血，但含有丰富的神经末梢，可以帮助我们感知外界的事物。

表皮的结构由表及里依次为角质层、透明层、颗粒层、棘层、基底层（图 2-15）。

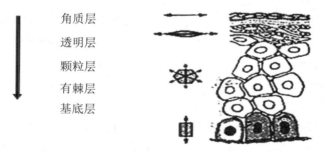

图 2-15　表皮的基本结构

（1）角质层：由 20～30 列扁平的角质细胞构成（无细胞核），排列紧致，呈鳞片状。通常含水 15%～20%，使皮肤柔软，不发生干燥、皱裂现象。低于 10% 就会感觉干燥。有很多人为了皮肤细嫩喜欢祛角质层而伤害皮肤，表现为毛细血管扩张，色素沉着。角质层的作用如下。

①屏障保护：能耐受一定的物理性、化学性、机械性伤害（抗酸碱、细菌），折射和吸收一定量的紫外线。

②保湿性：含有天然保湿因子（NMF），主要成分为氨基酸、乳酸盐、磷酸盐等，亲水性强。

（2）透明层：为2～3列老化无核细胞，仅存在手掌和脚掌处。

透明层的作用：①双向防水及物质通过的屏障带；②保持酸碱平衡。

（3）颗粒层：为2～3列梭形细胞构成，皮肤的光泽度与透明感由此层来体现。颗粒层的作用如下。

①屏障作用：减少皮肤水分的挥发。

②反射紫外线：晶样角质可自行抵御紫外线照射 15min。

（4）棘层：由4～8列多角形有棘突的细胞构成，是表皮中最厚的一层。细胞间隙中有淋巴液流通。

棘层的作用：①供给皮肤水分和营养；②细胞分裂功能（靠近基底层的细胞有分裂功能）。

（5）基底层：又称生发层，是表皮的最里层，由单层的角阮细胞构成，还有少部分的黑素细胞、朗格汉斯细胞和梅克尔细胞。基底层的作用如下。

①分裂、再生、增殖功能。

②保护功能：黑素细胞合成黑色素，保护细胞不受紫外线伤害，并决定皮肤颜色的深浅。

③免疫功能：朗格汉斯细胞参与免疫监督，消除表皮肿瘤细胞，阻止皮肤病毒感染的扩散。

④感知功能：梅克尔细胞与神经末梢相连，具感知功能。

表皮的主要功能有营养保湿、保护、免疫。目前很多皮肤

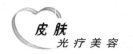

问题都是表皮受损所致。

表皮的角化过程（新陈代谢过程）：由基底层的基底母细胞开始分裂，逐渐层层向上推移生长，不断地改变其形状和性质，最后到达角质层，形成无核角朊细胞，并自然脱落的过程，此过程需 28 天。

2. 真皮（dermis） 真皮位于表皮下，由外向内分为乳头层和网状层，主要由结缔组织构成，含有纤维（胶原纤维、弹力纤维、网状纤维）、基质和各型结缔组织细胞，其间还有血管、淋巴管、神经及皮肤附属器。各部位真皮厚薄不一，一般 1 ～ 3mm，眼睑最薄为 0.3mm。

胶原纤维占真皮纤维组织的 95%～98%，主要作用是维持皮肤的张力。

弹力纤维对皮肤的弹性和顺应性起着重要的作用。

3. 皮下组织

（1）皮下组织结构：①由大量的脂肪和结缔组织构成；②内含丰富的小动脉、小静脉、淋巴管、神经网；③厚度因体表部位、年龄、性别、内分泌、营养和健康状态有明显差异，女性胸部、臀部皮下脂肪较多，使身体呈现特有的优美曲线。

（2）皮下组织功能：①对外来冲击起衬垫作用，以缓冲冲击对身体的伤害；②是热的不良导体和绝缘带，以防寒和保温；③高能量物质合成、储存和供应的场所；④特殊的网状内皮组织，参与机体防御反应；⑤塑造形体曲线；⑥美容。

4. 皮肤附属器 包括毛发、毛囊、皮脂腺、汗腺、甲（图2-16）。

（1）毛发由露出皮肤外的毛干、埋于皮肤内的毛根、毛球组成。毛球底部凹陷称毛乳头，内含血管和神经，供应毛发的营养，诱导毛发的生长，毛球处有黑色素细胞。毛发和毛囊斜行在皮肤内，立毛肌在毛与皮肤表面呈钝角的一侧，连接毛囊和真皮乳头层，受交感神经支配，收缩时使其竖立并促进皮脂腺分泌。

（2）皮脂腺分布于手掌和足底外全身，以头面、胸骨及肩胛间皮肤最多。分泌受雄性激素和肾上腺皮质激素的控制，青春期分泌旺盛，35岁后渐少。

皮脂腺分泌皮脂的作用：①滋润皮肤、毛发；②和汗液一起保护皮肤，防止皮肤水分蒸发；③皮脂呈弱酸性，可抑制和杀灭皮肤表面的细菌。

（3）汗腺的作用有排汗、排泄废物、调节体温。

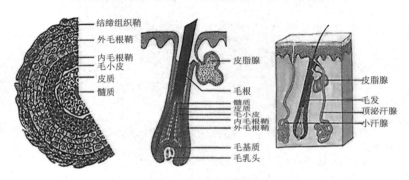

图2-16　皮肤附属器

5. **皮肤的类型**　根据菲氏量表（Fitzpatrick scale）分型如下。

Ⅰ型：淡白色、金色或红色头发，蓝眼睛，极易发生晒斑，不会晒黑。

Ⅱ型：白色、金色或红色头发，蓝色、绿色或淡褐色眼睛，易发生晒斑，低程度晒黑。

Ⅲ型：米白色，非常常见的皮肤，有时发生轻微晒斑，晒黑比较均匀。

Ⅳ型：棕色，典型的地中海肤色，很少发生晒斑，中度晒黑。

Ⅴ型：深棕色，中东肤色，极少发生晒斑，极易晒黑。

Ⅵ型：黑色，不会发生晒斑，极易晒黑。

亚洲人属于3～5型，白种人属于1～2型，黑种人属于5～6型。

（二）皮肤组织对激光／光的影响

如图 2–17 所示，反射、散射、传输、吸收四个方面以不同比例同时存在。

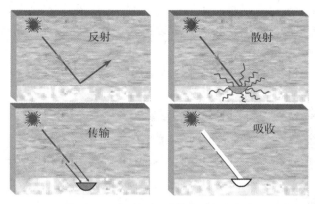

反射
散射
传输
吸收

图 2–17　皮肤组织对激光／光的影响

反射：激光／光照射到皮肤表面时，一部分被皮肤反射（形成的是漫反射，镜面反射较少），这部分光不产生生物学效应。在 400～1000nm 的可见光和近红外光范围内，波长越长，反射越多。皮肤越白，反射越多。注意反射对眼睛的伤害（可见光伤视网膜、红外光伤角膜）。

散射：指激光进入皮肤组织后，由于皮肤结构的不均匀性，从而导致光的方向发生改变，散射可以发生在各个方向。

透射（传输）：指激光透过皮肤组织而进入另一种媒介（透射率随波长的增加而增加），这部分光也不对皮肤组织产生生物学效应。色素层中光的穿透深度是由吸收和散射共同决定的，吸收和散射越强，穿透深度越小。

吸收：指激光的能量进入皮肤组织，并转化为其他形式的能量，如热能、化学能等。激光主要被皮肤中的色素基团（简称色基，chromophore）所吸收，色基是组织中能吸收一定波长光的生物分子，大多是生物体内自然存在的。皮肤中主要的色基是黑色素、血红蛋白、氧合血红蛋白和水，每种色基都有自身特定的吸收曲线。如紫外光308nm准分子激光是治疗白癜风的最佳波长；绿光532/黄光585nm是血红蛋白吸收的最佳波长，用于治疗血管疾病；红光755nm对黑色素较敏感且穿透深，用于治疗太田痣等色素疾病；694nm对黑色素最好（氧合血红蛋白的竞争性吸收很少，所以为成熟的黑素小体吸收，又有一定的穿透性）；近红外光800～1064nm穿透深，黑色素吸收较多，血红蛋白吸收少，用于治疗黑色素疾病（脱毛及祛文身）；中红外光2940nm对水的吸收高，用于除皱；远红外光10 600nm对水的吸收较高，对各种疾病进行切割、炭化、汽化。

1. 皮肤组织对光的吸收（图2-18）　色基与吸收率的关系，一般是对补色光吸收强。

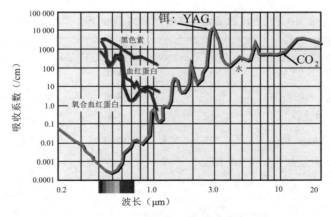

图2-18　皮肤组织对光的吸收

2. 光在皮肤组织中的穿透深度（图2-19）　对多数激光，

波长为 400 ～ 1000nm，进入皮肤后约 99% 被皮肤组织外层 3.6mm 所吸收。且在此波长范围内，波长越长，穿透越深。皮肤浅层吸收越多，激光穿透深度越浅。但在此范围外（＜ 300nm，＞ 950 ～ 2200nm），不同肤色的皮肤组织对激光的吸收无显著差异（表 2–3）。

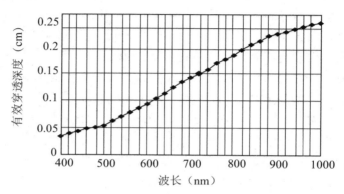

图 2–19　光在皮肤组织中的穿透深度

表 2–3　白色皮肤的光学穿透（50% 吸收深度　单位 μm）

激光	λ (nm)	穿透 (mm)	吸收体
KTP–Nd:YAG	532	600	黑色素，血液
Dye	585	1200	血液，黑色素
Ruby	694	1300	黑色素
Alex	755	1600	黑色素
Nd:YAG	1064	800	黑色素，血液
Ho:YAG	2100	—	水
Er:YAG	2940	20	水
CO_2	10 600	180	水

（三）激光的生物效应

激光因其波长、强度、工作方式、曝光时间等参数的不同，进入生物组织后，为皮肤的色基所吸收，并与皮肤组织相互作用，产生一系列复杂的生物学效应，包括：光热效应、光化效应、压强效应、电磁效应、刺激效应。

强激光：激光照射生物组织后，若直接造成了该生物组织的不可逆性损伤，则此受照表面处的激光称为强激光。

弱激光：指激光照射生物组织后，无不可逆损伤的激光，也称"低强度激光"。

是否造成损伤，除了生物组织对激光的吸收、散热等特性外，主要与照射处的激光功率、受照面积、照射时间三要素有关。激光功率越大，则越易受损伤。相同功率时受照面积越小，则越易受损伤。照射时间越长，则越易受损伤。

强激光治病的直接目的就是需要使生物组织损伤，如用激光束来凝固、汽化和切割组织。弱激光治病的目的是促使细胞生长和调整功能，但光动力学作用除外。

1. 光热效应的临床应用　光热效应是指激光被吸收后转化为热能，使组织温度升高，产生一系列复杂的生物学效应，这是激光对组织最重要的生物学效应（表2-4）。

根据激光功率密度的不同分为如下几种情况。

（1）切割：组织中水汽化导致的体积扩大压力增加，以及组织固有的张力而被分开而形成切口。

（2）气化：组织中水分在瞬间被蒸发，干燥、凝固了的组织也随即燃烧而一并被蒸发去除。

（3）炭化：以焦点以外一定大小的光斑，在一定的时间内连续照射组织，使受照组织发生干性坏死和炭化，外观呈棕黑色。

（4）凝固：以焦点以外相应大小的光斑，把功率降低至适当水平，使受照组织在保持上皮完整，不产生缺损和炭化的基础上少出现热凝固坏死。外观由灰白色渐变为灰褐色。

（5）激光组织间热疗法：让激光通过插入组织内的光纤维对组织进行加热，使组织内温度升至 60℃ 以上，并持续照射一定时间，使该组织凝固坏死。已应用于治疗肿瘤。

（6）光热敷：利用功率密度为 $150\sim800\text{mW/cm}^2$ 的低强度激光对病灶局部产生一种温热的感觉，犹如热敷。

表 2-4　皮肤组织各级水平热致作用

热致水平	热致温度	持续时间	临床表现
热敷	38～40℃	长时间	温热感觉
热致红斑	43～44℃	长时间	微血管充血扩张见红斑反应
热致水疱	47～48℃	数秒	炎性渗出物潴留皮内，表皮真皮分离
热致凝固	55～60℃	约10秒	受照处皮肤组织凝固坏死，呈白/灰白色
热致沸腾	100℃以上	数秒	皮肤组织中的组织液沸腾
热致炭化	300～400℃	瞬间	可见呈棕黑色干性坏死组织，伴有水蒸气白烟
热致燃烧	530℃以上	瞬间	可见火光，伴有水蒸气白烟
热致气化	730℃	瞬间	皮肤由固体立即变成气体，并以极高的速度射出。留下一个凹陷

选择性光热作用（selective photothermolysis）：短脉冲激光和 IPL 都是基于这一理论，正是这些光的应用，使色素/血管增生性疾病的无创伤治疗得以实现。

选择性光热作用即光通过人体正常组织到达病变部位时，靶组织对激光的吸收系数大于正常组织吸收系数，且两者的反差越大越好，以便在破坏靶组织时不伤及正常组织。另一方面

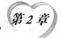

要求激光脉宽小于靶组织的热弛豫时间，使靶组织吸收的激光热量来不及向外扩散，以免伤害靶组织周围的正常组织，实际上就是选择适当的脉宽、波长与能量，达到破坏靶组织而不伤害周围正常组织的目的。达到了有效性和安全性的完美统一。

换言之，病变组织内的色素团含量远远多于正常组织，其吸收光能后产生的温度也高于皮肤。利用它们的温差使病变血管封闭，色素破裂分解成微细粉尘而不损伤正常组织（表皮的微细粉尘随皮屑排出，深层的随着淋巴循环和血液循环排出体外）。

2. 光化学效应的皮肤临床应用　光化学效应是指组织吸收激光能量后，产生一系列的化学反应及改变。光化学效应包括直接光化学效应（不依赖光敏剂）和间接光化学效应。

（1）产生条件：①低光功率密度（低强度）；②较长曝光时间。

（2）典型应用

①光动力疗法（photo dynamic therapy，PDT）：这一过程依赖光敏剂的参与，故又称敏化的光化学效应，是间接光化学效应的典型代表。用于恶性肿瘤、尖锐湿疣、寻常疣、扁平疣、日光角化症、痤疮、鲍恩病、皮肤基底细胞癌等治疗。

a. PDT原理：光敏剂进入靶组织→受到光照射→光敏剂被激发→光敏剂把能量转移给靶组织中的分子氧→靶组织中的分子氧被激发为强氧化剂（单态氧）→单态氧使靶组织的生物膜产生过氧化损伤→靶组织破坏

b. 光敏剂进入靶组织方式：静脉给药、动脉给药、组织内注射、局部敷贴（皮肤科常用方式）

c. 常用光敏剂：HpD（血卟啉衍生物，1960年用于肿瘤早期诊断和治疗，1980年中国开始探索用HpD-PDT治疗肿瘤和非肿瘤性疾病，获得了很好的疗效）、DHE（双血卟啉酯）、酞花菁染料、癌光啉（PSD-007）、光敏素Ⅱ、mTHPC（间四羟基氯苯酚）、卟啉合成物的母体 ALA（5-氨基酮戊酸，5-ALA 为皮肤科常用，2000 年中国开始 ALA-PDT 在尖锐湿疣的临床应用研究）。

附　光之艾·光子水凝胶（即 5–ALA）使用方法

配液：根据患者的病症和耐受性，取溶媒 1.5～3ml 注入溶质，振摇待完全溶解，即成浓度 20%～10% 的 5–ALA 溶液。

患处预处理：清洁患处并保持干燥后，选取患部大小的医用脱脂棉覆盖患部，滴加配好的 5–ALA 溶液，覆盖遮光布以避免强光直射，每 30 分钟重复至 3h。

PDT 治疗：移去覆盖物，100～400mW 的 635nm 的 LED 每光斑照射 15～20min。

术后护理：术后皮肤会轻微发红、发热、刺痛，需冷敷 30min 使减轻或消失，涂抗生素软膏防感染和保湿。防晒 2～3 天，并适当冷敷和保湿。

②低强度激光血管内照射：20 世纪 90 年代掀起了临床热潮，因为需要针穿刺并留埋植针，有交叉感染和静脉瘢痕不良反应，目前少用。但是鉴于对急性心肌梗死的独特疗效，现在还有一些医院在用血管内照射，临床证明鼻腔照射也有同样功效。

③激光局部照射（点照射、扩焦照射）：目前广泛用于组织创伤后修复和亚健康治疗（详见后述"5. 刺激效应"）。

3. **压强效应**　指激光在照射时可产生两次压力，由激光直接在照射面而产生的压力，即自身压力，称为一次压力。虽然很微弱，但较自然光相当集中，其一次压力也很可观。

当生物组织吸收强激光而出现瞬时高热和急剧温升时，将使生物组织发生热膨胀，这种热膨胀造成冲击波，以及组织的

光疗物理学基础

沸腾、汽化而体积成千倍的增大，由此产生很大瞬时压强，称为激光的二次压强。这种压强的冲击力有时高达 360kg，而压强则大到几十甚至几百个大气压。这二次压强比一次压强大得多，其破坏力是相当严重的，可以轻而易举地将组织分裂。

在治疗疾病中常用到激光的压强作用，如眼科的房角打孔。调 Q 激光治疗色素增生性疾病表现得尤为突出。成熟黑素小体吸收光能后，发生急剧热膨胀而"爆炸"，由此产生巨大的冲击波，进而破坏黑素小体所在的黑素细胞。

4. 电磁效应 一般而言，激光产生的电磁场强度达到 $106 \sim 109V/cm^2$ 时，方可出现电磁场效应。很多经过聚焦的激光都能达到或超过这一强度，从而产生强电磁场，并通过以下一系列效应引起组织损伤。

（1）激励、振动：在原子、分子等粒子的直接作用下，产生激励与振动，可导致细胞的损伤。

（2）谐波：谐波波长更短，组织内正负电荷在电磁场作用下，可使生物偶极发生 2～3 次谐波，导致蛋白质与核酸等的变性。

（3）自由基：电磁场可产生自由基，其性质非常活跃，可引起生物膜的脂质过氧化、生物大分子交联等一系列改变，从而损伤细胞。

（4）双光子、多光子吸收：两个单光子或多个单光子参与同一个光吸收过程，称为双光子或多光子吸收，可产生光化学效应及自由基反应，导致组织细胞的损伤。

（5）布里渊散射：强电磁场可在皮肤组织的水分中产生布里渊散射，其脉冲频率可达到兆赫级，因而可引起细胞的损伤甚至破裂。

5. 刺激效应 激光的前四种效应是建立在高功率密度基础上的。强激光的损伤作用可以启动机体的修复功能，而激光的生物刺激效应则多见于低功率激光照射。根据生物场理论，机体本身就是一个巨大的生物等离子体。应用低强度激光作用于生物组织，不造成生物组织的损伤，并良性刺激机体产生一系列光化反应和生物效应，从而达到治疗和保健的目的，医学上称之为"低强度激光疗法"。

20世纪90年代初，俄罗斯航天员首先将低强度激光仪带上太空用于辅助治疗和保健，全世界医学界为之震惊。

美国科学家在20世纪曾预言，21世纪，弱激光对人类健康的贡献远大于强激光。临床对氦－氖激光照射的病种研究最多，鉴于氦－氖激光器的体积较大，现衍生到LED和半导体激光照射，但氦－氖激光的光纯度和穿透力还是最好的。

目前，低强度激光通过聚焦或扩焦照射，如肘部大静脉、鼻腔、口腔、耳道、桡动脉血管（桡动脉血管表浅，血流量大，约有1/10的激光能量进入血管），中医的经络、穴位，病变体部位。

弱激光／光的刺激作用如下。相较之下，激光的效果优于LED。

（1）消炎作用：抑制或杀灭葡萄球菌、痤疮丙酸杆菌，增强白细胞和巨噬细胞的活性，减轻感染性炎症导致的充血、水肿。

（2）促进组织修复作用：使受损的皮肤黏膜、血管、毛发、神经、骨膜修复。

（3）镇痛作用：降低局部的5-HT含量而止痛止痒。故对非炎性疼痛和过敏（如严重过敏性皮炎、顽固性外阴瘙痒等）也有作用。

（4）免疫作用：激活淋巴、胸腺细胞，调节免疫，增强机体抗病能力。

（5）刺激作用：调节酶、白细胞及血红蛋白的活性、功能，刺激经络、穴位（He-Ne激光可穿透皮下16mm）。提高内分泌（肾上腺、甲状腺、前列腺）功能。广泛用于疾病和亚健康治疗，如改善失眠、治疗抑郁性精神病、戒毒（60d）、妇科转胎（3d），调节血压（增加血液流变性，改善血液携氧能力）、血糖（调节胰岛素的活性）、血脂（降低血液黏度、降低血中总胆固醇和甘油三酯）等。

（6）累积效应（叠加效应）：随着照射次数的增多，作用增强。

（7）饱和效应（抛物线效应）：10～17次作用饱和。

（8）扩散传感效应：照射点外周边的效应。

（9）早期效应（早期反现象）：第1～3次照射后病情加剧或不适反应，故少数患者首次治疗时从小剂量开始。

（10）类过敏效应：少数患者照射后有头晕、恶心现象。

第3章 常用皮肤光疗仪器及相关技术

一、概述

1. 光疗设备的管理

（1）医疗机构购买设备应向供应商索要三证：医疗器械经营企业许可证、医疗器械生产企业许可证、医疗器械产品注册证，三证复印件，并加盖企业红章。

（2）设备的开启、操作、关闭要遵循产品说明书的规定和要求。治疗前要确认设备的各项功能（尤其是冷却功能）均运行正常。

（3）激光设备应有专人负责管理。

（4）设备应定期维护、保养，定期检测功率等参数，并建立档案。

（5）电源要经常检查维修。

2. 激光器的分级　参照美国辐射卫生局标准，按激光器对人体的危害，可分4级。

Ⅰ级激光器：发射水平低于人眼安全标准值，对人体无辐射危害，可免除控制措施，也不必使用警示标志。

Ⅱ级激光器（低功率激光器）：连续发射水平小于1mW，观察者的生理反应能避开，但长时间束内直射可能导致视网膜损伤，对皮肤不造成伤害。不需特别安全防护措施，但机器外罩要有警示标志。

Ⅲ级激光器（中功率激光器）：发射水平为1～500mW。对人体可造成直接危害，必须采取防护措施，严禁直视激光束，尽量减少激光反射。机罩使用警示标志。

Ⅳ级激光器：发射水平平均大于 0.5W。其漫反射光束也会伤害眼，其直射光束可灼伤皮肤。必须严格防护，并使用警示标志。激光器最好安放于单独房间，实行远距离操作。

3. 对操作者的要求

（1）激光从业医技人员必须具备执业资格。

（2）从事皮肤激光治疗的医师，应有一定的皮肤科临床经验，且在美容主诊医师的指导下操作（医疗机构注册必须有美容主诊医师）。

（3）从事皮肤激光治疗的医师均应经过正规培训，了解相关法律法规，掌握激光的基本知识、激光的技术参数和操作方法。

（4）从业人员应定期接受培训和再教育。

4. 激光室的管理

（1）激光治疗室、手术器械应按相关规定定期清洁和消毒。

（2）激光治疗室要有充分的照明、通风条件，尽量减少能形成漫反射的物质。

（3）易产生烟尘的手术设备，要安装吸烟尘装置。

（4）病史资料及各种物品应由专人负责管理。

5. 皮肤光疗的防护

（1）Ⅱ～Ⅳ级激光器应贴有警示标志。

（2）治疗时应防止无关人员进入或逗留现场。

（3）激光治疗时应有充分的照明，以使瞳孔缩小，从而保护眼睛；同时严禁直视激光束。

（4）患者及工作人员在治疗时均应根据治疗激光的波长，使用专用的防护目镜。

（5）治疗时要注意保护治疗区外的正常皮肤。

（6）加强激光安全及防护方面的宣教。

二、红宝石激光机

【技术参数】工作物质为固体的红宝石晶体。波长为694.3nm（红光）。多为脉冲输出，光纤或导光臂传输。1960年 Maiman 研发，因红宝石激光维护成本高、Nd：YAG 平均功率高且易控制而被取代（图3–1）。

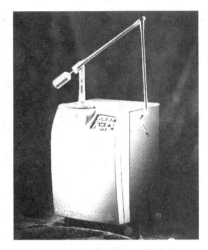

图3–1　红宝石调Q激光机

【治疗原理】正常组织和黑色素的吸收差最大（不易被血红蛋白和胶原吸收，而黑色素对其吸收率较高），尤其适用于黑色素沉着性疾病。

【适应证】暂时性色素减退的发生率较高。

1. 调Q模式　脉宽为20～40ns，峰值功率10MW（兆瓦）以上，可有效治疗蓝、黑和绿色色素沉着。

2. 长脉冲模式　脉宽为1.2ms、3ms或200～400μs，能量密度10～40J/cm²，可透射至真皮较深处（脱毛）。

【机器举例】① Palomar (Epilaser, RD 1200)；② Lumenis Sharplan EpiTouch Ruby。

三、紫翠玉激光机

【技术参数】工作物质为翠绿宝石晶体，波长为755nm（红外）。光纤或关节臂传输（图3–2）。

【作用原理】基于选择性光热作用，作用靶为成熟黑素小体。

【适应证】具有无创伤的治疗特点，术后基本无瘢痕形成。

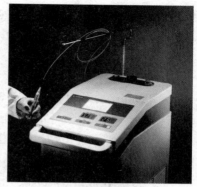

图3-2　紫翠玉激光机

1. 调 Q 模式光纤输出　脉宽 75 ～ 100ns，对皮肤穿透深（黑、蓝、绿色吸收好），治疗色素增生性皮肤病，表皮色素增生性皮肤病有雀斑、咖啡斑、脂溢性角化病、雀斑样痣、贝克痣等，真皮增生性皮肤病有太田痣、蒙古斑、获得性太田痣、文身等。（目前为治疗真皮色素增生的金标准）

2. 长脉冲输出　脉宽 2 ～ 40ms，能量密度 50J/cm²，光斑直径为 5mm、7mm、10mm，频率 1 ～ 5Hz，用于脱毛。

【机器举例】① Candela（Gentle Lase, Alex Lazr）；② Cynosure（Accolade, Apogee）；③ Sharplan Epitouch5100；④ Con Bio Medlite（Ⅱ，Ⅳ）。

四、半导体激光机

【机器特点】体积小（电光转换率高、无需水冷），寿命长（100 万 h），耗电少，操作方便。所以，可以根据临床需要做成各种机器，如激光笔、激光手表、激光减肥机、鼻炎激光治疗仪、激光梳、激光项链，等等。但单色性较 He-Ne 激光差。激光输出模式有连续波或脉冲式输出。

【技术参数】工作物质有砷化镓（GaAs）、砷化铟（InAs）、锑化铟（InSn）、铝化镓（GaAlAs）等，输出波长有 630nm、

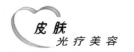
650nm、800nm、808nm、810nm、850nm、980nm、1450nm、1550/1535nm。不同种类机器输出功率差别大。

【作用原理及适应证】

1. 理疗　可以根据治疗要求做成多个波长，范围为490～980nm，功率为1～500mW。可用于皮肤溃疡等创伤修复、斑秃等毛发稀疏脱落、带状疱疹及后遗痛、不同原因引起的痒和痛、毛囊炎等各种炎症、改善微循环和增强免疫力等亚健康疾病、减肥、丰胸，等等。

2. 808/810nm半导体激光　脉宽5～100ms可调，能量密度10～60J/cm²，重复频率1～2Hz，配有自制蓝宝石接触式冷却系统，Ⅱ～Ⅳ型皮肤脉宽为100～200ms，光斑面积9mm×9mm。该波长能为毛囊中的成熟黑素所吸收，进而通过热损伤破坏毛囊。用于脱毛及色素增生性疾病。脱毛效果好、疼痛轻微。

3. 980nm半导体激光　4～15mW，靶向瞬间凝固/消融毛细血管扩张。

4. 1450nm半导体激光　脉宽210ms，可选择性损伤皮脂腺，并通过热效应刺激胶原纤维再生。用于中重度痤疮、毛囊炎、皮脂腺增生、萎缩性瘢痕及细小皱纹。疗效好、不良反应少。

5. 1550或1535nm半导体点阵激光（像素激光）　为局灶性皮肤磨削，脉冲能量4.5～40mJ，微孔直径50～200μm，可在1cm²的面积上打出6400个微孔。用于光老化、除皱嫩肤、凹陷性瘢痕等。

五、脉冲染料激光机

【技术参数】脉冲染料激光机（pulse dye laser，PDL）的工作物质为液体的若丹明6G染料，最大特点是其输出波长在一定范围内可调，故称调谐激光器。常用波长有585nm、595nm两种（图3-3）。

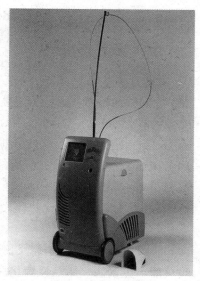

图3-3　脉冲染料激光机

【作用原理】基于选择性光热作用，靶为血管里的氧合血红蛋白，破坏和收缩血管。氧合血红蛋白对585nm的波长（脉宽300～450μs）（黄色）吸收更强，而595nm（0.5～40ms）（黄色）的波长穿透更深。其输出波长在一定范围内可调（腔长、染料浓度、腔镜反射率）。即染料激光能穿透表皮进入到有异常扩张血管网的真皮层，病损区的血管内部的血红蛋白吸收了激光能量受热凝固，这些凝固的血红蛋白将异常的血管封闭，病变血管消失。这种激光几乎不损伤皮肤，但病损的血管在皮下呈立体分布，每次治疗只能祛除部分的血管，另外治疗后少数血管会发生再通现象，所以治疗要多次进行。

【适应证】临床主要用于治疗血管增生性疾病，如鲜红斑痣、毛细血管扩张、血管角皮瘤、酒渣鼻（毛细血管损害型）、蜘蛛痣，此外，还可用于治疗扁平疣、跖疣、肥厚性瘢痕等。该激光术后一般无瘢痕形成。

【机器举例】①Cande la V Beam 595nm；②Cande la Scler Plus 585、590、595、600nm；③Photo Genica V；④Cynosure Photo

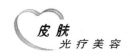
Genica (V, V-Star, VLS)；⑤ Candela SPTL-1d 585nm。

六、铒激光机

【技术参数】铒激光（Er：YAG）是波长为 2940nm（中红外）的固体脉冲激光，因为皮肤含水 70%，能被水强烈吸收（水的吸收峰 2950nm），其吸收系数比 Nd：YAG 大 800 倍，是 CO_2 的 16 倍；所以铒激光在皮肤组织中穿透最浅，热损伤不超过 10～20mm，术后色沉也轻微，但凝血较 CO_2 差。调 Q 铒激光，脉宽 300μs，频率 1～20Hz，能量密度 5～20J/cm²。

【治疗原理】基于光热作用。

【适应证】

1. 良性浅表皮肤肿瘤及赘生物，如汗管瘤、毛发上皮瘤、睑黄瘤、色素痣、脂溢性角化病等。

2. 萎缩性或凹陷性瘢痕。

3. 除皱，改善皮肤纹理和毛孔粗大。

4. 消除褐色斑，毛发移植。

【特点】愈合时间短，色沉少。但血管凝固作用差。基于铒激光的特点，首先将它应用于剥脱性嫩肤以治疗皮肤光老化，由此，在微剥脱的基础上，2007 年中美同步上市了 Profile 超级平台点阵激光。

【机器举例】① Con Bio 2.94；② Lumenis Coherent；③ Ultrafine Erbium；④ Cynosure Photo Appeal。

（一）铒激光点阵

具有面部提升、收缩毛孔、紧致肌肤、祛除皱纹的作用，深层改善肤质，恢复年轻风采。

优势：①无耗材成本（无需麻醉或冷却胶），降低了系统需求。②确保精确疗效，可精确调整治疗面积、点阵密度和点间距

（图 3-4、图 3-5、图 3-6）。可调节治疗的深度（图 3-7），为增加穿透深度，可对同一区域进行 2～3 个回合的照射，治疗深度控制在 25～1500μm。③治疗更舒适，恢复期更短，安全性更好，可以与微剥脱技术结合，达到表里如一、完美无缺的效果。

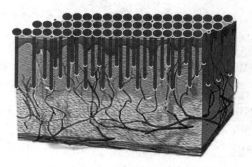

图 3-4　铒激光点阵模式

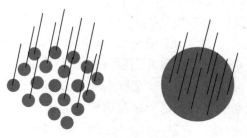

图 3-5　铒激光点阵模式

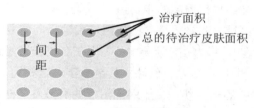

图 3-6　铒激光点阵模式

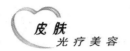
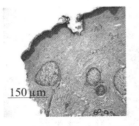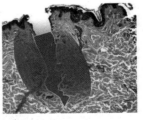

150μm

图 3-7　铒激光可调节穿透深度

（二）点阵激光

点阵激光（microscopic treatment zone, MTZ），也称点阵激光技术（fractional technology, FT）或局灶性表皮重建（fractional resurfacing, FR），国外称为像素激光。由哈佛大学 Dr. Rox Anderson 提出，后应用于临床。该技术既有侵袭性治疗的快速和显著效果，又有非侵袭性治疗不良反应小，恢复时间短的优势，介于有创和无创之间，从而建立起一种安全有效的嫩肤手段。点阵激光是瘢痕治疗的金标准。

1. 原理　局灶性光热作用（fractional photothermolysis），即点阵激光是安装了特殊的图像发生器（CPG）的一种激光发射模式，它可透过高聚焦镜把原本聚集的激光光斑分散成数十到数百个微小的焦斑，每个焦斑面积仅为数十平方纳米。即微量的热损伤被分隔；并将这些焦斑扫描出各种图形（圆形、方形、矩形、菱形、三角形、线形），以适用于不同部位和不同肤质的治疗。这样热损伤周围的正常组织不受影响，这部分皮肤可以作为热扩散区域，起到"桥"的作用，启动横向修复机制，加速皮肤恢复，在 8h 内表皮就会愈合，1 周左右皮肤恢复正常外观，而内部胶原再生可长达 6 个月，甚至 6 年。这样可以减少一次性治疗对皮肤的热损伤，又能保证治疗的有效性（祛斑、祛疤、紧肤），还可以减轻患者的疼痛感，缩短恢复期。

点阵激光有剥脱（即气化）和非剥脱型两种，①剥脱表皮，优化重建表皮（剥脱型）；②刺激真皮，优化重建真皮（剥脱、非剥脱型）。剥脱点阵激光（ablative fractionllaser，AFL）对外伤瘢痕的皮肤重建除了改善外观，还能持续并明显改善功能。

2. 适应证

（1）各种增生和萎缩性瘢痕（详见第4章），如痤疮瘢痕、浅表外伤瘢痕、手术瘢痕、烧伤瘢痕。

（2）光老化相关问题，如皱纹、松弛（紧致提升）、皮肤粗糙、肤色不匀等。

（3）妊娠纹、膨胀纹、毛孔粗大、黑头、粉刺、色素沉着等。

3. 禁忌证

（1）瘢痕体质。

（2）严重糖尿病、高血压患者。

（3）精神病患者，或对治疗期望值过高者。

（4）活动期白癜风和银屑病，系统性红斑狼疮。

（5）妊娠期或哺乳期。

（6）近期使用维A酸药物者。

4. 治疗特点

（1）操作简单，安全（治疗后一般无瘢痕），恢复时间短（通常2～7d）。

（2）治疗时疼痛明显，常需麻药止痛。

（3）会有红斑、灼痛等烫伤样反应，治疗后的创面愈合及红斑消退需1～4周，亚洲人在红斑消退后，还容易有色素沉着，可持续2～6个月，故治疗后1个月内注意防晒。

（4）为安全起见，常需多次治疗，通过累积效应获得理想效果。非剥脱性点阵一般5次，间隔1个月，连续3次的疗效基本等于1次剥脱性点阵激光。剥脱性点阵激光3～5次为1个

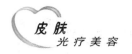

疗程，间隔 3 个月。

5. 激光类型

（1）2940/1540nm（Er：YAG），最先用于临床，微孔直径 70～100μm。

（2）1550/1535/1450nm（Diode）。

（3）1440/1320nm（Nd：YAG）。

（4）694nm（Ruby）。

（5）10 600nm（CO_2）目前临床应用最多。

6. 激光嫩肤原理　激光的热效应，精确刺激或损伤真皮，启动皮肤修复机制，刺激真皮胶原的增生并加以重组，从而祛皱。同时将表皮的光老化损害祛除。激光的热效应还能封闭真皮浅层扩张的毛细血管。鉴于机器成本低廉，且对水吸收和止血效果的比较，目前医疗机构，通常用超脉冲 CO_2 激光。

七、CO_2 激光机

【技术参数】

1. 激光波长　10 600nm。

2. 输出功率　1～50W 可调，每 1W 步进。

3. 光斑直径　0.2mm。

4. 输出模式　连续脉冲（图 3-8）、超脉冲（图 3-8）、点阵扫描（图 3-9，扫描图形：方形、矩形、圆形、椭圆形、三角形，最大扫描范围 20mm×20mm）。

5. 输出方式　7 关节扭簧导光臂。

6. 导光　650nm，2mW 半导体激光。

7. 扫描器焦距　f=50mm，100mm。

8. 系统控制　微电脑控制。

9. 脉冲　0.01～999ms 可调，每 0.01ms 步进。

10. 脉冲频率 0.01 ～ 299Hz 可调，每 0.01Hz 步进。

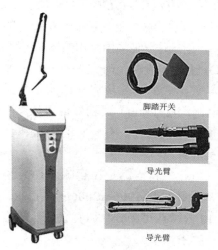

图 3-8 **CO_2 激光机**

脚踏开关

导光臂

导光臂

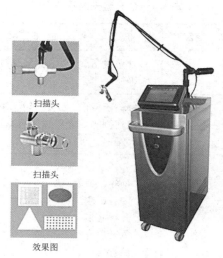

扫描头

扫描头

效果图

图 3-9 **CO_2 点阵机**

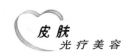

【作用原理】以水为靶的光热效应。

传统的 CO_2 激光有汽化、切割、凝固功能，几乎能全被生物组织 200μm 内的表皮层吸收，能使管径 < 0.5mm 的面积和 < 1mm 的静脉凝固封闭，但热传导使周围组织的坏死带可达 1mm 厚。

超脉冲 CO_2 脉宽一般在 1ms 左右（小于皮肤的 TRT），向周围组织的传导使形成的坏死带 < 0.1mm，可更精确地消融靶组织（单脉冲磨削深度 20μm）而较好地避免周围组织的损伤，起到皮肤磨削的作用。另外，有一定的止血和真皮收缩效应，但术后继发色素沉着。

点阵激光（气化）特点：是在超脉冲 CO_2 激光基础上，配置了图形点阵，微孔直径 120～1200μm，孔间距 500μm，孔深 1mm，治疗后 1d 内微孔可闭合（微孔直径、深度、密度、光斑形状可根据治疗要求调节）。

如表 3-1 所示 CO_2 激光在临床应用广泛。

表 3–1　CO_2 激光的临床应用

工作模式	功能	临床应用
CW 连续波	切割	各种色素斑、疣、鸡眼、痔疮，各种皮肤肿瘤等
Super pulse 超脉冲	整形	各种精密整形，如去眼袋、切眉、提眉、重睑、包皮切割等，老年斑等色素性疾病，皮肤松弛、瘢痕、皱纹等
Ultra pulse 点阵	除皱嫩肤	1. 各种皱纹（额纹、眉间纹、眼周纹、口周纹、颈纹、妊娠纹） 2. 皮肤、阴道松弛 3. 各种瘢痕 4. 色素病变 5. 血管病变

八、掺钕：钇铝石榴石激光机

【技术参数】掺钕：钇铝石榴石（Nd：YAG）激光器（图 3-16）是波长为 1064nm 的近红外固体激光器，连续或脉冲输出（脉冲输出有调 Q 和非调 Q、聚焦和非聚焦之分），还可通过倍频产生 532nm 激光。

【作用原理】生物热效应致组织汽化、炭化、凝固（选择性光热效应破坏色素团、血管壁、使皮肤重建）。

【适应证】它的转换率高，输出功率大，止血及凝固效果比 CO_2 激光好，切割血管丰富的组织，大大减少出血，组织穿透力较深。

1. 石英光纤传输　使用方便。连续波 1064nm 和 532nm 激光器广泛用于普外、耳鼻喉、泌尿、妇科、骨科及整形手术。由于穿透深及水和血红蛋白对其吸收差，当以连续方式输出、非接触式治疗时，易产生很宽的热损带，1064nm 对组织的热损伤深达 6mm，适合治疗深处的血管瘤或恶性皮肤肿瘤。但大的热损伤也是用其做面部精美手术的缺点。近年来应用人工宝石刀头进行接触式治疗，操作者光刀感强；同时，通过聚焦以进行精细的切割而不出血（可封闭直径 <1mm 的动脉和直径 <2mm 的静脉）。

2. Q 开关　脉宽 5～40ns，峰值功率是连续的 40～100 倍，可被黑色素选择性吸收，适合真皮色素增生性皮肤病（如太田痣、获得性太田痣、文身等）。

3. 长脉宽　脉宽 2～50ms，适合血管增生性皮肤病（如蜘蛛状毛细血管扩张、血管瘤、酒渣鼻、鲜红斑痣），还可脱毛、除皱、紧肤。

【机器举例】此类机器因维护成本低、疗效好而在临床广泛应用，应用中因脉宽、光斑大小、能量、激光发射方式 的不同，可做成多种不同机型，同一机型也可做成不同用途。是目前在皮肤美容应用中种类最多的机器之一（如 BioCon- 酷蓝系列、黑脸娃娃、白磁娃娃）。机器体积大小、价格高低、功率大小、治疗效果等有很大区别。

附 1　掺钕：钇铝石榴石倍频激光机（frequency-doubled-Nd:YAG）

【技术参数】波长为 532nm（绿色），是掺钕：钇铝石榴石激光（1064nm 波长）经特殊晶体（磷酸钛氧钾，即 KTP）倍频后所得，也称 KTP-Nd：YAG 。

【作用原理】可被血红蛋白和黑色素吸收。

【适应证】

1. 光纤传输　功率 1 ～ 20W，能穿透 2 ～ 3mm 的组织，治疗一些血管增生性皮肤病，如毛细血管扩张、毛细血管扩张型酒渣鼻、小静脉曲张等。也可作为光动力学疗法治疗鲜红斑痣的光源。

2. Q 开关　脉宽 4 ～ 10ns，适合表浅型色素增生性皮肤病，如咖啡斑、老年斑、雀斑、文身等。术后色沉期比 1064nm 长。

3. 长脉宽　光斑直径 2 ～ 6mm，脉宽 2 ～ 50ms 可调（"可调脉宽"，即 variable pulsewidth，VPW），能量密度 5 ～ 12J/cm²。适合治疗葡萄酒色斑或其他浅表血管性皮肤病。

附 2　黑脸娃娃

"黑脸娃娃"台湾地区又称"黑炭娃娃""柔肤镭射"；其实就是一种美白嫩肤的方法，治疗时在脸上涂抹专用微米级（10μm）炭粉后，再用大光斑（7mm）、小能量（1.5～5J/cm²）的调 Q Nd:YAG 激光将炭粉爆破，同时激光也被皮肤中的黑色素吸收，并激发胶原蛋白的再生与修复，令皮肤洁净、细腻、白皙有光泽。准直低能量激光 QSNY（低能量 Q 开关 1064nm 激光）、净肤激光（Lasertoning，也称"白磁娃娃"），均为 Nd：YAG 机。

炭粉作为外源性人工色基，对 1064nm 激光具有极好的吸收特性。通过外涂医疗用微米级炭粉，渗入毛孔后再用激光将其爆破，击碎毛孔内的油脂及污垢产生气雾，通过吸尘器吸走；所产生的高热能量传导至真皮层，刺激皮肤细胞的更新，激发胶原纤维和弹力纤维的修复，启动新的胶原蛋白有序排列，从而实现收缩毛孔，平滑皮肤，令肌肤恢复原有弹性。同时，激光作用于表皮与真皮层黑色素，将黑色素直接爆破和让皮肤深层的黑色素击碎，最后被吞噬细胞吞噬或淋巴循环排出体外，从而实现皮肤美白目的。

【作用原理】控制皮脂腺分泌，消炎杀菌，刺激毛孔收缩、分解色素，从而改善肤质肤色。

【适应证】

1. 油脂分泌过盛、毛孔粗大、易形成粉刺型皮肤。

2. 粗糙、松弛、满脸细纹型皮肤。

3. 有黄褐斑、咖啡斑、老年斑、黑痣、雀斑、暗黄型皮肤。

4. 常面对紫外线、电脑、电视辐射的皮肤。

5. 痤疮及痤疮瘢痕型皮肤。

【治疗过程】见图 3-10。

1. 彻底清洁面部皮肤。

2. 在面部均匀涂专用美容炭粉（注意避开眉毛、眼睑）。

3. 戴护目镜，调整合适参数（涂炭粉 10～20min 后）激光扫描（听见清脆的"砰砰"声的同时，皮肤瞬间白皙有

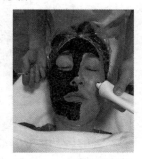

图 3-10　"黑脸娃娃"

亮泽，即为终点）。治疗 50cm² 左右（约 1/4 张脸面积）需擦净镜片。

4. 激光治疗后再次清洁皮肤后，导入胶原蛋白 20min 以补水。

5. 贴保湿面膜 20～30min 保养后，需对皮肤再次清洁。

【治疗后注意事项】

1. 治疗频率 7～10d 1 次，治疗后 1 周内不能用祛角质化妆品和酒精制品。

2. 防晒、保湿。

3. 当天，皮肤可能会红肿，可以冷敷面膜。

【治疗效果】通过黑脸娃娃治疗 1 次后，93.4% 的被治疗者认为黑头 / 毛孔粗大改善；92.1% 的被治疗者认为肤色暗沉显著改善；95.6% 的被治疗者认为痘痘 / 斑点消失或淡化；89% 的被治疗者认为皱纹消退。

【不良反应】

1. 轻度疼痛：大多数人可以忍受。

2. 皮肤发热发红：一般几小时后可自行消退。

3. 皮肤干燥：术后做好保湿工作。

4. 局部肿胀：反应轻，术后数日可渐退。

5. 灼伤：少见，偶遇行烫伤处理。

附 3　**BioCon- 酷蓝系列**

机器外形一样，但治疗目的不同，内置有别。所以，挑选机器时要注意甄别。

1. **BioCon- 酷蓝 -C 型激光永久脱毛系统**　产品五大优点包括：①1064nm 新优波长；②高峰值功率；③超长脉宽设置；④先进的轻巧手柄；⑤简捷的控制面板。此机器的最大优点就是术中无痛。

2. BioCon——酷蓝 -E 型激光系统

（1）产品六大优点：① 1064nm 波长穿透皮肤全程；② 4 种光斑，针对深浅不一的血管；③不同的脉宽，封闭管径不同的血管；④高功率输出，超群疗效；⑤接触式冷却，安全保护表皮；⑥不需耗材，节约成本。

（2）治疗范围：蜘蛛状毛细血管扩张、血管瘤、酒糟鼻、鲜红斑痣、腿部静脉扩张、激光脱毛（包括晒伤皮肤）。

3. BioCon——酷蓝 -V 型无创激光嫩肤系统

（1）作用原理：创造性地采用脉宽为 0.3ms 的 1064nm 激光，治疗时在皮肤上扫描加热微小血管和真皮组织。

（2）功效及特点：①改善皮肤纹理和红斑痤疮；②收缩毛孔、减少红血丝和细小皱纹；③即时治疗，无需请假，无痛无损伤；④对所有皮肤类型安全有效；⑤无须耗材；⑥ 4～6 次为一个疗程，间隔 2～4 周。

九、准分子激光机

【作用原理】促进黑素合成及黑素细胞增生，并诱导 T 细胞凋亡，具有免疫调节作用。

【适应证】白癜风、银屑病有良好效果，还可治疗斑秃、扁平苔藓、湿疹、过敏性皮炎等。

【相关参数】见表 3-2。

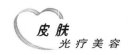

表 3–2　准分子激光机相关参数

分级	4
激光类型	准分子激光
波长	308nm
光斑面积	10／20／25mm
单脉冲能量	6.5mJ（50～3300mJ）
脉宽	60ns
频率	200Hz
传输式	关节镜臂
系统冷却方式	空气冷却
电源	230V, 16A, 50／60Hz
体积	106cm×40cm×100cm
重量	126kg
认证	IEC601／EC825 EU Medical Device Directive (MDD) 93／42／EE

十、氦 - 氖激光机

氦 - 氖（He-Ne）激光机是临床研究病种最多的治疗机器，因机器的体积相对大些，现被半导体激光和 LED 代替广泛应用于临床和家庭。

【技术参数】波长 632.8nm（红色）的气体激光，输出功率 10～100mW。

【作用原理】

1. 改善皮肤微循环，加强新陈代谢，促进组织结构与功能的恢复。

2. 加快吸收，减轻充血和水肿等炎症反应。

3．调节免疫功能（消炎、抗感染），光动力学。

4．加速致痛化学介质（如钾离子、氨类物质）的吸收，起到镇痛作用。

【适应证】皮肤溃疡、斑秃、带状疱疹及后遗痛、痤疮、经络／穴位的光灸等。

十一、发光半导体机

发光半导体机（light emitting diode, LED）波长比激光宽，比强脉冲光窄。可以被组装入一个大的平板内，一次性治疗整个面部（照射面积可达 $80\sim100cm^2$）或更大面积。LED 比激光设备、强脉冲光的能量低得多，因此被称为冷激光（cool laser），但它不是激光，可因需要制作成各种机型。

【产品优势】

1．可选配多种波长的治疗单元（410nm 蓝色、590nm 黄色、650nm 红色）。

2．非侵入性、非脱剥性、非灼热、治疗时患者感觉非常舒适。

3．适应于各种皮肤类型，安全有效，没有副作用。

4．治疗后患者不需特殊护理。

5．不仅单独使用时疗效显著，而且能配合肉毒素、IPL、激光换肤、微晶磨皮、眼睑整容术、乳房整形术等皮肤美容疗法，提高这些疗法的效果和安全性。

【技术参数】

1．LED 光动力波长

（1）蓝光：（410±10）nm。

（2）红光：（650±10）nm。

（3）黄光：（590±10）nm（选配）。

2．红蓝光发光二极管混合灯管　共 1470 只。

3. 激光物质　GaAlAs（镓铝砷）。

4. 半导体激光波长　（808nm±10）nm。

5. 辅助 LED 发光二极管波长　400～650nm。

6. 输出模式　连续、脉冲光。

7. 单组激光器额定输出功率　100mW（共 5 组）。

8. 每支 LED 发光二极管 Pc 不小于 1mW

9. 光斑直径　80～100mm。

【治疗原理及适用范围】LED 发射的低能量密度的光，可以在皮肤内通过非热亚细胞信号途径调节细胞活性，这种效应对波长和脉冲宽度敏感，称为光调作用（photomodulation）。

【作用机制】是发生在线粒体水平上能量开关机制的活化，吸收的能量能活化细胞功能，使细胞的基因表达活性上调或下调，也使细胞的信号途径活化或减弱。在改进皮肤质地的同时，能使真皮乳头层胶原合成增加、减少胶原酶（MMP-1）等。

1. 消除炎症，缓解疼痛。

2. 促进伤口愈合。

3. 提高人体免疫力。

4. 增加肌肤胶原蛋白，增加肌肤弹性，抚平细小皱纹。

5. 促进新陈代谢，改善血液循环、改善细胞氧的交替功能，促进淋巴排毒。

【临床适用范围】对 90% 的光老化症状（皮肤质地、潮红、色素斑）改善明显。

1. 美白　改善皮肤暗哑、面色暗黄，消除红斑及色斑。

2. 嫩肤　改善皮肤干燥、粗糙、松弛；修复创面，治疗过敏性肤质。

3. 其他　如止脱发、生发；舒缓疲劳、改善睡眠放松心情；治疗青春痘及痘印，修复痘坑。

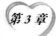

十二、强脉冲光机

指波长为 420～1200nm 的高强度脉冲光（即强脉冲光 IPL），但其与激光不同，是非相干光（图 3–11），因其照射皮肤产生的热效应可刺激胶原再生，获得除皱嫩肤效果，由此俗称"光子嫩肤"。可根据不同的适应证采用不同的滤光片，以获得所需的波段。强脉冲光可包括 1～3 个子脉冲，子脉冲的脉宽与子脉冲间的脉冲延迟均可调节，一般在毫秒级。

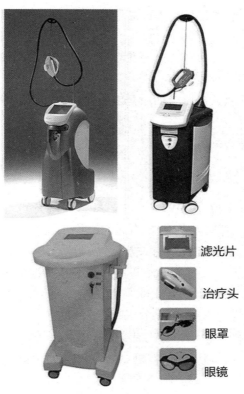

滤光片

治疗头

眼罩

眼镜

图 3–11 IPL 机

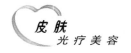

【作用原理】

1. 选择性光热作用　可被血红蛋白及黑色素选择性吸收，从而破坏色素，收缩血管；抗菌杀菌，控油抑脂。

2. 生物刺激作用　通过光热效应刺激胶原纤维的合成，达到除皱嫩肤的目的（增加表皮厚度，增加真皮厚度和弹性）。

【适应证】

1. 色素相关问题　如肤色不匀、雀斑、老年斑、黄褐斑、炎症后色素沉着等。

2. 血管相关问题　如鲜红斑痣、毛细血管扩张症、酒渣鼻及激光后红斑等。

3. 老化相关问题　如毛孔粗大、皮肤粗糙、细纹、皱纹、松弛，缺乏光泽。

4. 敏感相关问题　如激素依赖性皮炎、脂溢性皮炎、敏感肌肤等。

5. 痤疮相关问题　如痘痘、痘印、痘坑等。

十三、E 光机

【作用原理】在 IPL 光头上，插入了两片可拆卸的金属电极，同时发出光子和射频。相同的组织，温度高的部位阻抗较低。射频的特点是对于阻抗较低的部位容易进入。光子和射频同时作用，皮肤表面由于冷却，射频电流通过困难，而色基强烈吸光后温度上升，此部位会进一步地受到射频的治疗。这样，在表皮受到保护的同时，真皮内的血管、色素、毛根部组织等可以达到一个选择性的热破坏，得到比单纯 IPL 治疗更好的效果。但作者临床发现，机器的寿命会减少很多。

【适用范围】

1. 祛皱／拉皮／提升　如紧肤、皱纹、毛孔粗大、痤疮瘢痕、眼袋、鼻唇沟、川字纹。

2. 美白　祛真皮斑、表皮斑、毛细血管扩张。

3. 脱毛　脱浅细毛、脱粗黑毛。

4. 痤疮及痤疮印/坑

附1　射频

射频（radio frequency，RF）是一种高频交流变化电磁波的简称，电磁波频率范围宽，在数千赫兹（kHz）至数百兆赫兹（MHz），包括微波、无线电。

治疗仪分单极、双极、多极射频。

【作用原理】热效应一方面使胶原纤维遇热收缩，另一方面促进胶原纤维的增生，起到除皱、紧肤的作用（术中注意眼、睾丸的安全）。

【适应证】可以与IPL联合应用，以增强除皱紧肤及脱毛的效果。

1. 紧致皮肤　各种原因导致的皮肤松弛，如吸脂后、减肥后等。

2. 改善皱纹　轻中度皱纹，如额横纹、眼周皱纹（眉间纹、鱼尾纹、鼻根横纹）、鼻唇沟、口周皱纹、颈部松弛、腹壁松弛及橘皮样皮肤改善和塑身。

【机器举例】

1. 电波拉皮皮肤达45～60℃，是最早的单极射频机。

2. 离子束（Micro-Plasma）：由以色列物理学家ZivKami博士发明，是利用多点射频激发微等离子作用，在港台译为"电浆"。

3. 热玛吉（Thermage）最早被美国FDA批准用于皮肤松弛和皱纹治疗。通过微电脑控制，以频率100万～200万Hz的多极射频（即点阵）将能量深入皮肤底层，产生热效应至 75℃，结合水冷技术（双向冷喷使表皮达到 –26℃，镇静皮肤），使皮肤真皮层被加热而表皮保持正常温度，产生真皮层及皮下胶原重塑作用。是近年用得最多的单极射频机。

热玛吉（Thermage）可用于改善面部松弛下垂、无弹性、皮肤老化粗糙、肤色暗淡、无光泽等肌肤问题。联合 IPL 效果更佳。

附 2　皮肤 CT 即时病理分析系统

【应用范围】①描述正常和非正常皮肤形态学变化；②测量角质层及表皮厚度；③定位单个细胞或一组细胞进行观察；④鉴别接触性和刺激性皮炎；⑤长时程非损伤性连续成像；⑥监测伤口愈合；⑦监测治疗前后效果。

第 4 章　皮肤美容基础理论

CHAPTER 4

　　所有美容方式的选择都需要皮肤美容医师面诊决定，并根据本医疗机构拥有的仪器及专业知识选择。没有一种治疗方法能完全满足我们的需要，很多皮肤问题是非常难以治疗的，因此，联合治疗就显得非常重要。

　　光疗美容（包括强脉冲光、激光、LED 等）效果受各种因素影响，医生除选择治疗时机、仪器及其参数设置等关键因素外，还与患者皮肤的新陈代谢（包括自我修复、废物清除等）、免疫力、皮肤护理、睡眠、精神压力、饮食等有关。此外，还与仪器生产厂家、机型、机器性能等有关，同一类型的仪器、厂家或机型不同，美容效果会有不同，有时甚至差异很大；同一台仪器，未及时检修、校正，也会影响效果。

　　任何美容治疗，其效果都不一定永久，尤其是针对皱纹、松弛、肤色不匀、黄褐斑等皮肤老化相关的美容治疗，因为衰老是不可抗拒的自然规律，美容只是暂时逆转和恢复美丽，为了维持美丽，需要定期重复治疗，还要吃好、睡好、心情好。

一、诊断学

　　现在电子网络发达了，笔者经常遇到同行或患者一个照片传过来，询问治疗方案和价位，许多时候真不好回答，病因的确定对疗效的影响很大，所以在此强调诊断学。

　　皮肤的诸多问题，与人的身体各部分器官是相对应的，是全身疾病的反映。所以，要想治疗效果好、复发率低，诊断尤为重要。《诊断学》是临床医学的一门专业课程，我们在此只是强调其重要性。

诊断学的宗旨是通过诊断原理和方法的学习，采集、综合及分析客观的人体资料，提出诊断依据，为疾病治疗和进一步学习各临床课程奠定基础。

接诊是医师在检查、诊断与治疗患者的过程中同患者的接触，以取得患者的病史、病情、家系和社会等全方位的资料。

问诊是医师通过询问患者或知情人而获取临床资料的一种诊断方法。可全面了解疾病的发生、发展和诊治经过，以及既往健康状况等，且通过交谈，可掌握患者的思想动态，有利于做好患者的思想工作，消除不良影响，提高诊疗效果。

1. 问诊提纲　以下几方面，为病历首页的内容，每一项的设计就如同我们在马路上看到的各种交通标识一样，有它存在的意义。

（1）一般项目：姓名、性别、年龄、籍贯、出生地、民族、婚姻、住址、工作单位、职业、入院日期、记录日期、病史陈述者及可靠程度。

（2）主诉：为患者感受最痛苦或最明显的症状或体征，及症状自发生到就诊的时间。

（3）现病史：是按时间顺序对发病过程作一简要叙述（发病方式、持续时间、可能诱因、演变过程、部位、是否有周期性、发病前有无预兆、诊治经过及对患者日常生活的影响等）。

（4）其他：既往史、系统回顾、个人史、婚姻史、月经史、生育史、家族史。

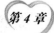

2. 患者心理反应　疾病是一种不良心理刺激，患病后的心理反应因人而异，心理反应对治疗的影响很大，所以医生要重视和研究。一般心理反应有以下几点。

（1）依赖性增加：求美人士，即依赖医疗美容人士多为依赖性增强。

（2）自我中心增强：患者"自说自话"，如笔者在临床遇到相当一部分患者，语言表达的是不承认效果（即使有很明显的疗效表现），但行为表达却是很依赖再次治疗。

（3）猜疑心加重：其实是一种不自信的病态表现。

（4）情绪不稳定：尤其是毁容性疾病（痤疮、黄褐斑等）病因之一。

（5）孤独感加重：会加重焦虑和抑郁，影响血液循环。

（6）主观感觉异常：尤其是黄褐斑患者。

（7）适应困难。

3. 体检诊断　临床医学体检诊断包括以下几点。

（1）基本检查法：视诊、触诊、叩诊、听诊、嗅诊。

（2）实验诊断学：运用物理学、生物化学、免疫学、遗传学、分析仪器学及分子生物学等技术，对人体血液、骨髓、尿液、分泌物、排泄物等体液和组织细胞等标本进行检查。

（3）器械检查：皮肤科常用技术有斑贴试验技术、皮肤活检技术、滤过紫外线检查、真菌学检查、寄生虫检查。

4. 中医诊断　建议利用一些中医的诊断学（笔者认为中医的诊断学，是临床医学的基本检查法的升华），因为许多亚健康问题达不到西医的临床指标，无法定义，但往往有很多皮肤的临床特征，用中医的方法常常可以解释并使其消除。很多非医疗美容机构从业者，并没有临床医疗的物理诊断条件。

中医诊断：包括望、闻、问、切。望诊细分很多诊断方法，如面诊、眼诊、鼻诊、舌诊（图 4-1）、手诊……，掌握一、二对皮肤问题的处理都很有意义。

中医四问：月经、大便、睡觉、心情对疾病的影响都很重要，都要一一问清。

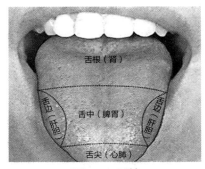

图 4-1 舌诊

二、皮肤的美学观及老化

（一）皮肤健美的判断

1. 健康状况　无皮肤病，为正常的肤色（中国人的皮肤应该白里透红，略黄）。

2. 清洁状况　无污垢（无色素沉着、色素减退），无异常凸起和凹陷。

3. 弹性　光滑柔软，不皱缩、不粗糙。

4. 生命活力　红润有光泽，弹性适宜。

5. 敏感性　对冷、热、花粉等各种刺激不易产生过敏，不油腻，不干燥。

6. 耐衰老程度　随着年龄的增长肌肤不衰退或缓慢衰退。

（二）皮肤的老化因素

皮肤的诸多问题是身体内部问题的外在表现。《灵枢·本藏》说过，"有诸内者，必形诸外"。皮肤的老化受下列因素的影响。

1. 年龄因素　随着年龄的增长，皮脂腺的分泌越来越少，皮肤粗糙、干燥、有色斑（色素沉着、色素减退）、皱纹随之而生、皮肤下垂。

2. 健康因素　肝、肾、胃、妇科、结核、恶性肿瘤等慢性消耗性疾病及因治疗这些疾病用药而损伤肝肾。

3. 精神因素　用脑过度、思虑过度、睡眠不足。医学资料显示，70% 的疾病与情绪有关，如经常发怒可导致高血压、冠心病、胃溃疡等。"思则气结"，用脑过度、思虑过度会使神经功能失调、消化液分泌减少、秃头。古语云，"子时睡觉，一生不用吃补药"，晚睡会使雌激素分泌增加而加重色素沉着、免疫力下降等。

4. 饮食因素　嗜烟，嗜酒，油炸、辛辣食品过度。临床资料显示：嗜烟会导致许多疾病，最大的伤害是使血管壁粗糙，最终使动脉硬化，抽烟是导致冠心病的三大因素之一；另有资料显示，父母都爱抽烟者，其后代 40% 会患鼻窦炎。嗜酒会导致神经官能症、抑郁症，会加重肝脏负担，等等。

5. 环境因素　吹冷风、暴晒、海水过度浸蚀。

6. 药物因素　涂外用药、化妆品不当（化妆品不当是当前很多皮肤问题的主要原因）。

三、皮肤颜色的判断

皮肤的颜色有多种表现，是各种原因的体现。色斑的本质就是皮肤色泽程度浓淡不一，是每个人都很讨厌的皮肤状况，同时又很难避免。色斑治疗的最终目的就是让整个皮肤的肤色看起来协调一致。

1. 苍白　全身见于贫血、休克、虚脱及主动脉瓣关闭不全等。局部可能与局部供血不足有关，如雷诺病、血栓闭塞性脉管炎等。

2. 发红　全身因毛细血管扩张、红细胞量增多。局部与感染和非感染性炎症、血管破裂、血管阻塞等相关。

3．**发绀（皮肤青紫）**　多因末梢循环不良和还原血红蛋白增多或异常血红蛋白血症。

4．**黄染**　主要见于黄疸，早期或轻微时仅见于巩膜及软腭，较重时见于皮肤。多因胆道阻塞、肝细胞损害或溶血性疾病。过多食胡萝卜可见于手掌、足底、前额、鼻部，而巩膜、口腔不明显。久服带有黄色素的药物，也可致皮肤黄染，严重者可出现巩膜黄染，其与黄疸所致者的不同之处在于以角膜周围黄染最明显。

5．**色素沉着**　详见第5章。

6．**色素脱失**　白斑生于口腔和女性外阴提示癌变可能。白化症是因先天性酪氨酸酶合成障碍致全身皮肤和毛发色素脱失的遗传病。

四、光疗美容的操作规范及管理

（一）光疗美容的禁忌证

1．期望值过高者。

2．不合作者。

3．瘢痕体质者（强激光治疗时）。

4．活动性细菌、病毒、真菌感染者（强激光治疗时）。

5．近期口服过维A酸类或光敏性药物的患者。

6．使用免疫抑制药或患有免疫功能缺陷病（如HIV感染或AIDS）者。

7．被治疗区近期（2周）有晒黑史者。

8．被治疗区有多发性发育不良痣者。

9．被治疗区同时患有严重的皮肤疾病或外伤的患者（弱激光除外）。

10．有肿瘤史或有活动性肿瘤者。

11．有出血性疾病史或使用抗凝药物者。

12．伴有其他严重疾病，如糖尿病、红斑狼疮、充血性心脏病和癫痫等。

13．患有肝炎等传染性疾病者。

14．1 年内曾进行胶原或其他填充剂注射、肉毒素治疗、化学剥脱、皮肤磨削术者。

15．3 个月内被治疗区进行任何外科手术者。

16．精神病患者。

17．患有活动性白癜风或银屑病者（强激光治疗时）。

18．有色素异常史者（强激光切除术时）。

（二）光疗术前准备

1．详细询问病史，作全面、系统的患者评估。

2．与患者及家属进行术前谈话，告知手术可能的风险及术后注意事项，使患者的期望值达到合理水平，患者术前均应签知情同意书。

3．确定治疗方案。

4．按常规进行术前准备，根据需要消毒、清洁被治疗部位。

5．被治疗部位拍照，并建立患者的光疗档案。

6．必要时应局部麻醉和表面麻醉，麻醉药的使用应遵循安全、规范的原则。

（三）光疗术后不良反应及防治

1．紫癜　几天后会自行消失。

2．红肿、水疱　即刻冷敷（非冰敷）以降低皮肤温度、减轻疼痛，积极预防水疱破后感染，切忌挠抓。

3．表皮破损　也称"表皮飞溅"，术后涂抹美宝湿润烧伤膏或抗生素软膏，避免水洗。

4. **色素沉着** 口服维生素 E、维生素 C。保湿、防晒，切忌揉搓。择机 IPL 或调 Q 激光治疗。

5. **色素减退** 一般 3 个月至 1 年会自行消失。

6. **感染** 清创（生理盐水冲洗，化脓时用过氧化氢溶液），庆大霉素注射液涂洒（4 万～ 24 万 U）。感染后多数会有瘢痕，择机修复瘢痕。

7. **瘢痕** 萎缩型或肥厚型瘢痕 1 个月内择机用 IPL 或 Q 激光修复。

8. **致突变（恶性黑色素瘤）** 合理切除并送病检。

9. **伤口愈合延迟** 可能有皮肤感染（清创抗感染）或系统性疾病（如红斑狼疮、糖尿病等需对症治疗，可 He-Ne 激光等弱光照射）。

（四）光疗的操作规程

1. 治疗开始前应先确认机器的正常运行。

2. 根据对患者的诊断，选择合适的光疗仪和治疗参数。

3. 治疗时应保持患者处于正确的照射位置。

4. 治疗时注意光损伤的防护，如专业的防护镜、治疗区外的正常皮肤防护等。

5. 操作机器前再次核对机器类型和治疗剂量。

6. 遇任何紧急情况应立即关闭机器或切断电源。

7. 所有治疗的数据及照射后的反应情况均应全部如实记录入患者的光疗档案中。

（五）照相技术

术前术后的对比照不仅对患者有一定的说服力，同时对我们收集临床资料也很有帮助，所以我们强调拍照质量。相片要真实反映病变情况。

首先要求术前/后拍照的光线、部位尺寸、角度尽量一致。

其次，照片所示部位要直观，如腿、手、足，前臂、上臂等一看就知。

正面面部：上露发，下露锁骨窝或颏，侧露耳。

侧面面部：看到对侧外眦，即 45°。

正侧面面部：完全看不到鼻梁对侧。

（六）相关法律法规

医疗美容是受许多的相关医疗卫生法律法规约束的，同时它也保护施术者和受术者的权益，建议关注。

1.《中华人民共和国执业医师法》。

2.《中华人民共和国药品管理法》。

3.《中华人民共和国药品管理法实施条例》。

4.《医疗机构管理条例》。

5.《医疗机构管理条例实施细则》。

6.《医疗事故处理条例》。

7.《中华人民共和国护士管理办法》。

8.《医疗废物管理条例》。

9.《医疗卫生机构医疗废物管理办法》。

10.《医院感染管理办法》。

11.《医疗美容服务管理办法》。

第5章
CHAPTER 5

色素障碍性皮肤病及治疗

一、概述

因皮肤局部性的色素增多而使皮肤上出现的黑色、黄褐色等小斑点，俗称"色斑"，又称"色素沉着""色素增多"，医学名称为"色素障碍性皮肤病"。

色斑的形成是一个十分复杂的过程，它与环境、遗传、年龄、情绪、睡眠、药物、激素、阳光、生活习惯、身体功能及皮肤保养等很多因素有关。色斑的种类比较多，同一患者还往往同时患有几种类型的色斑，了解其发病机制，治疗才能有的放矢。

色斑在皮肤的内部，很多时候当它发生时，我们肉眼是看不见的；当肉眼看到时，它已经相当严重了。因此，祛斑不要追求速效，尤其是黄褐斑。

祛斑护理的通则一定包括防晒。另外，民间有一种说法"十斑九干"，所以保湿防晒是祛斑的要务。

1. **皮肤色素增多的发病机制** ①黑素细胞数量增多（仅见于色素痣）；②黑素细胞活性增强（见于多种表皮、真皮斑）。

2. **皮肤色素分类** ①内在色素，如黑色素、胆色素、含铁血黄素等；②外来色素，如食物（胡萝卜素）、药物（米帕林致皮肤黄染）、重金属（砷、铋、银、金等沉着症）、异物（文身、煤末、泥沙、火药）等。

3. **皮肤颜色组成** ①黑色、褐色的黑色素；②红色的氧合血红蛋白；③蓝色的还原血红蛋白；④黄色的胡萝卜素。

4. **色素障碍性皮肤病的分类** 遗传性（如雀斑）、内分泌性（如黄褐斑）、代谢性（如瑞尔黑变病）、药物性（如固定药疹）、炎症性（如晒斑、痘印）、肿瘤性（如色痣）、物理性（如摩擦黑变病）、人工性（如文身）等。除肿瘤性疾病是由黑素细胞绝对增多外,其他多为黑素细胞代谢异常所致。所以,我们要认识黑色素。

（一）黑色素

黑色素（melanin）是一种蛋白衍生物，由表皮的黑色素细胞形成。皮肤中的黑色素细胞（melanocytes）主要分布于表皮基底层、毛囊上皮细胞凸起部位和毛球部位，黑色素细胞具有分泌黑色素的能力。黑色素是皮肤的基本色素，决定着人体皮肤颜色的深浅，是引起各种色素性皮肤病的主要色素。

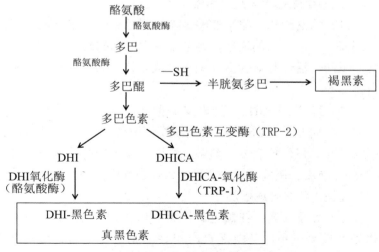

图 5-1 黑色素在黑色素细胞内的生物合成

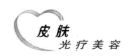

黑色素的生物合成是一个氧化反应过程（图 5–1），第一步是由酪氨酸酶（Tyrosinase）催化的。在此反应中，黑色素细胞产生两种黑色素，即褐黑色素和真黑色素。

褐黑色素的存在往往提示有皮肤光敏感性。褐黑色素具有相当的光不稳定性，在光刺激下，易产生较高的细胞毒性和促有丝分裂的自由基（表皮斑较真皮斑难祛除即为此）。白肤红发者皮肤癌变率高，含硫量较高，褐黑色素在这些个体的光敏易感性中起作用。所以，褐黑色素会增强紫外线辐射造成的皮肤伤害，而不是保护皮肤。

真黑色素是一种稳定的自由基，可参与体内一些氧化还原反应。在身体中起着重要的作用，包括吸收细胞质中的自由基和阻隔各种类型的离子辐射，比如紫外线。其不仅是防止紫外线对皮肤损伤的主要屏障，还能保护叶酸等重要物质免受光线的分解。

1. 影响黑色素合成的因素（图 5-2）

（1）酪氨酸酶：酪氨酸酶是调节黑色素合成速度的阀门，控制着黑色素合成的速率，为分子量 60～70kDa 的含铜蛋白，是需氧酶，活性与氧含量和铜含量成正比（其活性缺乏会引起白化病）。

（2）巯基（—SH）：为表皮中正常存在的硫氢化合物，是还原型谷胱甘肽（GSH），它能与酪氨酸酶中的 Cu^{2+} 结合而抑制其功能。任何使表皮内巯基减少的因素如紫外线照射、炎症（磨削、换肤、痤疮、皮肤表面的暂住菌导致的微生态失衡）等均可促使黑色素合成增加。

（3）微量元素：在黑色素代谢中起触酶作用，其中以 Cu^{2+} 和 Zn^{2+} 较为重要，若缺乏 Cu^{2+} 可使动物毛发变白。某些金属（如砷、铅、汞、铋、银、金等）致皮肤色素沉着，可能是与巯基结合，使酪氨酸酶的活性增加所致。

（4）内分泌：①垂体中叶分泌的促黑色素激素（MSH）可能是通过提高血中 Cu^{2+} 水平而使酪氨酸酶的活性增高，肾上腺皮质激素则通过抑制垂体分泌 MSH 而减少黑色素的形成。②性激素可使皮肤色素增加。特别是雌激素能刺激黑色素细胞分泌黑素体，而孕激素促使黑色素转运扩散，两者的联合作用往往更明显。妇女经期往往皮肤色素加深。丙酸睾酮可使皮肤色素增加。黄体酮可引起 MSH 样物质分泌。妊娠、肝功能受损时雌激素分解减少，从而使皮肤色素增加。③甲状腺素可作为氧化剂而使黑色素形成增多。

（5）神经因子：交感神经使色素减退。副交感神经可使色素增加。所以，自主神经紊乱导致的失眠可加重黑色素沉着。

（6）细胞因子：①碱性成纤维细胞生长因子（bFGF）、干细胞生长因子（SCF）、内皮素（ET）、内三烯（LT）等可促使黑色素形成。②白细胞介数 –6（IL-6）、肿瘤坏死因子（TNF）等可抑制黑色素形成。

（7）氨基酸及维生素：①酪氨酸、色氨酸、赖氨酸等在黑色素形成中是必需的。②谷胱甘肽、半胱氨酸等氨基酸为 Cu^{2+} 络合剂，能减少黑色素合成。③复合 B 族维生素、泛酸、叶酸、生物素、对氨苯甲酸等也可能参与黑色素形成。④维生素 C 是还原剂，维生素 E 是抗氧化剂，可使色素转淡。⑤维生素 A 缺乏引起毛囊角化过度而使巯基减少，引起色素沉着。⑥烟酸缺乏因对光敏感而色素沉着。

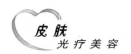

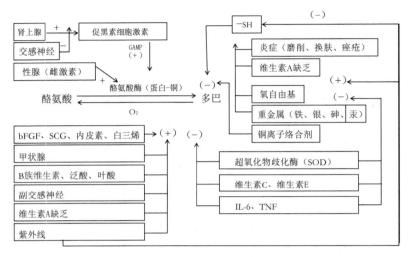

图 5-2　黑色素的合成与代谢

　　黑色素沉着于表皮呈黑色或褐色，沉着于真皮上层呈灰蓝色，沉着于真皮深层呈青色。

　　局限性浅表性色素增加性皮肤病有雀斑、咖啡斑、黄褐斑、交界痣、老龄斑等。局限性真皮色素增加性皮肤病有太田痣、伊藤痣、颧部褐青色痣、外源性色沉等。

　　2. **激光治疗**　激光治疗色素增加性皮肤病的靶基为黑色素，其颗粒体积非常小，TRT 非常短，适合用纳秒级的调 Q 开关激光治疗（效果最好、副作用最小）。

　　激光治疗原则：①治疗头垂直于病灶，以保证激光能量的最大释放；②光斑大于病灶面积，以保证激光的穿透深度；③原则上光斑不重复，防止能量过大及瘢痕的产生；④术前光斑测试，即对皮损中有代表性的小区域进行试验性治疗，有助于明确合适的治疗参数及预测治疗反应。治疗终点依据病种而定。

　　不同的色素沉着性疾病，治疗次数不同；即使同一种色素疾病，不同个体所需的治疗次数也不尽相同；同一个个体，不同时期所需的治疗次数也不尽相同。

笔者认为，色斑的形成类似脑血管问题，一为出血，二为血瘀。前辈们总结出了许多可借鉴的认识经验（图 5-3）。中医认为，色斑多为肝郁脾虚、肝肾不足，当以补益肝肾、疏肝健脾。同时注意少食生冷。另外，也有一些光敏性食物和药物，使用后被紫外线照射会产生色素沉着。

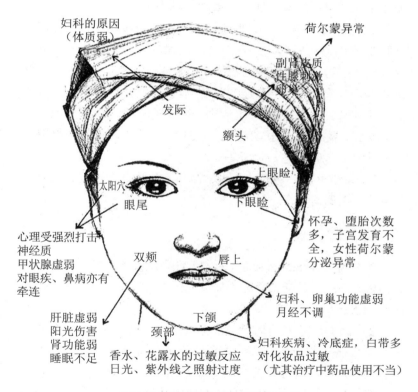

妇科的原因
（体质弱）

荷尔蒙异常

副肾皮质
性腺刺激
卵巢

发际

额头

上眼睑

太阳穴

下眼睑

眼尾

怀孕、堕胎次数
多，子宫发育不
全，女性荷尔蒙
分泌异常

心理受强烈打击
神经质
甲状腺虚弱
对眼疾、鼻病亦有
牵连

双颊

唇上

肝脏虚弱
阳光伤害
肾功能弱
睡眠不足

下颌

颈部

妇科、卵巢功能虚弱
月经不调

香水、花露水的过敏反应
日光、紫外线之照射过度

妇科疾病、冷底症，白带多
对化妆品过敏
（尤其治疗中药品使用不当）

图 5-3　脸部斑点产生的原因分析

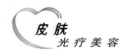

（二）光敏性食物和药物

指容易引起皮肤出现日光性皮炎的食物和药物。即光敏性食物或药物经消化吸收后，其中所含的光敏性物质会随之进入皮肤，如果此时照射紫外线，就会发生反应，进而在裸露部位如面部出现红肿、丘疹，并有明显瘙痒、烧灼或刺痛感。

1. **光敏性食物**　莴苣、苋菜、韭菜、芥菜、香菜、菠菜、木耳、香菇、芹菜、胡萝卜、荠菜、灰菜、油菜、荞麦、柠檬、无花果、芒果、螺类、虾类、蟹类、蚌类等。

2. **光敏性药物**　①口服避孕药；②口服降糖药；③镇静、催眠吩噻嗪类（氯丙嗪、异丙嗪、利眠灵）；④利尿药（双氢克尿塞）；⑤某些抗组胺类药物（氯苯那敏、苯海拉明）；⑥解热镇痛药（布洛芬）；⑦抗生素，磺胺类及其衍生物，四环素类（四环素、米诺环素）、喹诺酮类（诺氟沙星、氧氟沙星）、庆大霉素、氯霉素；⑧抗真菌药（酮康唑）；⑨心血管药（胺碘酮、硝苯地平）；⑩其他，氢醌等。

3. **某些中药**　荆芥、防风、沙参、独活、白鲜皮、白芷、补骨脂、芸香等。

二、蒙古斑

蒙古斑（mongolian spot）为先天性真皮黑素细胞增多症，又名儿斑、胎斑、真皮黑变病（dermal melanosis），见书末彩图1。好发于东方人，发生率86.3%。

【病因】胚胎发育时黑素细胞从神经嵴到表皮移行期间，未能穿过真皮与表皮交界，停留在真皮深部而引起，属先天性皮肤病，可能与遗传有关，属常染色体显性遗传。

【临床表现】可发生于身体的任何部位（以腰骶部及臀部多见），呈灰青、蓝或黑色，圆、卵圆或不规则形，边缘不很明显，直径可从数毫米到十几厘米，多为单发，偶多发。患处除色素改变外，无任何异常，皮纹也正常。胎儿时即有，出生一段时期内加深，以后色渐转淡，常于 5—7 岁自行消退不留痕迹（此时无须治疗），偶持续于成年期甚或扩大（会导致心理障碍，需治疗）。

【治疗】首选光疗（同太田痣）。

三、太田痣

1939 年日本太田正雄医生首先报道，故命名为太田痣（nevus of Ota），是波及巩膜及受三叉神经支配的面部皮肤的蓝褐色斑状损害，称"眼 - 上腭褐青色痣"（naevus fusco-caeruleus ophthalmomarillaris），又称"眼真皮黑素细胞增多症"等。1954 年伊藤描述了类似太田痣的色素斑，分布于由后锁骨上神经及臂外侧神经支配的肩与上臂，称肩峰三角肌蓝褐痣，现称伊藤痣（naevus of Ito）。

【病因及发病机制】本病发生与蒙古斑相似。多发于黄种人和黑种人（0.15%～0.8%）。发病年龄有 2 个高峰，1 岁以内占 61.35%，11—20 岁占 20%，最晚 80 岁，女性多发（男∶女=1∶5.6）。

【临床表现】

1. 主要是在皮肤、黏膜直径为 1～10mm 或更大的褐色、青灰至青色、紫褐色或青黑色不等的斑片（由于色素的位置不同，色素斑呈现的颜色也不同，位置越深颜色越偏蓝），斑片上无毛发，边界不清，斑片周边可分布大小不等的斑点，多数不隆起，颜色随着年龄增大而加重，季节和情绪对颜色也有影响（夏季颜色较深、冬季较浅）。

2. 大部分皮损位于颜面部一侧，特别是三叉神经第一、二支（眼支、上颌支）支配区域，故最常见于一侧眶周、颞部、鼻部、前额和颧骨，但也有少部分双侧发病。约 2/3 患者同侧巩膜有蓝染或褐色斑点，少数患者口腔及鼻黏膜也有类似损害。

3. 有时可累及其他脏器，如并发同侧眼部疾病（青光眼、先天性白内障、感觉神经性聋、原发性色素性视网膜炎、视盘海绵状血管瘤），胃肠道血管瘤、主动脉弓综合征、滑膜多发性血管瘤、毁损性关节炎等。也可并发皮肤病（蒙古斑、蓝痣、伊藤痣、色素性斑痣、咖啡斑、鲜红斑痣及毛细血管扩张症、黄褐斑、白癜风、鱼鳞病、多发性神经纤维瘤、先天性掌跖角化及湿疹。

【治疗】光疗首选，① 调 Q 激光 (1064nm/694nm/755nm) 合并 E 光或 IPL。1064nm 调 Q 激光适合色深者，但易渗血，1064nm 调 Q 激光（强调，不是指的洗眉机）治疗后即刻可能会有油状血现象，见书末彩图 2；755nm 调 Q 激光适合色浅者，治疗时间间隔 3～6 个月；调 Q 755nm 激光治疗后即刻色浅病灶会呈凝固状态，色深病灶可能会有紫癜，见书末彩图 3。② 治疗后期色素散在或表浅时可用 IPL 治疗（终点判断，见书末彩图 4），治疗几分钟后可能色斑会有色素加深现象，病灶周围甚至会有皮肤发红或隆起。治疗原则见黑色素部分；治疗参数，见表 5-1。

表 5-1　太田痣治疗参数

光源	波长 （nm）	脉宽 （ns）	光斑 （mm）	能量密度 （J/cm^2）
红宝石激光	694	28～40	5～7	2.0～6.0
翠绿宝石激光	755	45	2～6	6～10
Nd:YAG	1064	4～10	2～6	5～9
IPL	560～1200	2～9	8×34	14～50

1. 疗效　显著消退75%，年龄越小疗效越好，少年一般3～4次，年龄大的患者可能6次以上（书末彩图5），一般平均6次。

2. 术前麻醉　常规消毒（0.1%新霉素溶液）后，成人可敷表皮皮肤麻醉软膏（ENLA）或紫光牌复方利多卡因乳膏（保鲜膜封包40～60min）；疼痛敏感者可局部浸润麻醉或阻滞麻醉（眶上、眶下、滑车上、耳颞、颏神经）（肾上腺素：1%利多卡因=1：100 000），儿童可选基础麻醉。

3. 术后护理

（1）冷敷：未破皮者术后即刻冷敷5～10min。

（2）预防感染：涂抹抗生素软膏或美宝湿润烧伤膏1～2周（笔者首推烧伤膏，它具有清热解毒、止痛、生肌的综合作用），避免挠抓。

（3）避光：尽可能防暴晒。

【不良反应】

1. 紫癜　主要发生于组织较薄嫩，血管较丰富的部位，如眼睑、颞部，病损色素越深紫癜越重；一般1周左右消退，无须特殊处理。

2. 水疱　主要发生于色深或治疗剂量较高时（不建议刺破），多数于1～2周后干固。涂烧伤膏或弱激光照射可加速水疱吸收。

3. 表皮破损（skin splatter）　也称"表皮飞溅"，指激光治疗瞬间表皮被破坏，露出糜烂面（褪文眉时表皮飞溅比较典型）。红宝石激光治疗时易发生。术后注意创面护理，48h外用药物保持干燥避免感染，3d不沾水，涂烫伤膏，注意防晒。

4. 色素沉着　发生率为1%～10%，多于3～6个月内消退。术后防晒（硬防晒）、口服维生素C和维生素E或活血化瘀中药，可加速色沉消退。尽量不乱用化妆品（过度刺激或揉搓可使色素沉着）。

5. 色素减退 多见于红宝石激光治疗后，发生率为 30% ～ 40%，多在 6 个月左右消退。

6. 复发 发生率为 1%，且色斑颜色很浅。出现后可继续治疗。

7. 其他 合并黄褐斑患者，先治疗黄褐斑。

【病例分析】

病例一 女，21 岁，出生时即有。

术前（书末彩图 5A），颜色偏黑红，按医疗规范接诊，1064nm 调 Q 激光治疗。

3 个月后复诊（书末彩图 5B），颜色由黑红变成黑色，且面积有扩大，为浅层色素消耗了光能，真皮斑显露；1064nm 调 Q 激光第 2 次治疗。

第二次治疗 3 个月后（书末彩图 5C），色素明显变浅，色斑面积变小。以后每 3 个月 1 次 1064nm 调 Q 激光治疗，第 6 次先 IPL 后即刻 1064nm 调 Q 激光治疗。

7 次 1064nm 调 Q 激光、1 次 IPL 治疗后 3 年时复诊，见书末彩图 5D，真皮斑基本消失，有很少很浅的咖啡色斑复发，行 1 次 IPL 治疗。

病例二 女，20 岁，色斑黑红，按医疗规范接诊（书末彩图 6A）。

1064nm 调 Q 激光治疗 1 次后 4 个月，色斑颜色由红黑变黑，见书末彩图 6B。消耗了激光能量，真皮斑显露。

第 2 次用 KTP 激光治疗后 3 个月，色斑比第 1 次术后加深（书末彩图 6C）。

再每隔 1 年 1 次 1064nm 调 Q 激光治疗，共 5 次后，见书末彩图 6D。

结论，KTP 激光术后色沉，且色沉时间长，建议一般不用于祛黑色素沉着，或治疗间隔时间长些。

另外，太田痣的疗效与发病部位和年龄相关（年龄越小治疗次数越少，上、下眼皮及内眦皮肤治疗次数少，鼻翼治疗次数少）。

病例三　男，21岁，眼下皮肤太田痣共3次治疗，书末彩图7C为1064nm调Q激光2次治疗后。

病例四　女，20岁，眼内眦皮肤太田痣共治疗4次，书末彩图8C为1064nm调Q激光3次治疗后。

病例五　男，15岁，鼻翼皮肤共3次治疗，书末彩图9C为KTP调Q激光2次治疗后。

四、伊藤痣与贝克痣

（一）伊藤痣

伊藤痣（nevus of Ito）与太田痣性质非常相似（1954年伊藤描述），又称肩峰三角肌青褐色斑。组织病理同太田痣。临床表现为皮损为青褐色或黑褐色斑片（书末彩图10），好发于肩背部及上肢近端。表面光滑、无毛。易并发太田痣、鲜红斑痣。治疗同太田痣。

（二）贝克痣

好发于10—30岁，男：女=5：1，有家族史。常在暴晒后发生，离心式发展，先有色后有毛。色素性毛发上皮痣。无痣细胞，表皮基底层黑素增加。皮损多为棕褐色或黄色斑片，好发于背、肩、前胸（书末彩图11），也见于下肢及臀部，多单侧。表面多有粗毛，皮肤纹理稍增厚。易并发皮内痣和表皮痣。治疗方法为先祛色（同太田痣），后祛毛（见脱毛章节），纹理粗大可配合 CO_2 点阵激光。

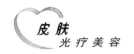

五、雀斑

雀斑（ephelide, frekle）因斑点大小、颜色像麻雀羽毛上的斑点而得名，是一种常染色体显性遗传（有隔代遗传特性），发病率18.7%。X线和紫外线（甚至于荧光灯）过多照射可促发本病并使其加剧。（注意，300～400nm日光常不被普通玻璃或常用遮光剂过滤，故防晒很重要。）

【组织病理】表皮内黑素细胞的数量并未增加，酪氨酸酶活性增加。

【临床表现】

1. 最早在3岁发生，青春后期最重，中年后渐轻。

2. 女性多发，妊娠期加重，且多为偏白和干燥的皮肤。

3. 与日晒有关，多发于暴露部位，故春夏重冬季轻。

4. 色斑为淡褐色至黑褐色1～5mm大小斑点，境界清楚，孤立而不融合，数目多少不定，分布疏密不一，多对称分布于面、鼻部，侧面部以及毛发生长部位少发。

【治疗】优选光疗，调Q激光（755、2940、532/1064、694nm，书末彩图12）、IPL或E光疗效均佳（书末彩图13为雀斑3次IPL治疗效果对比）。调Q激光治疗终点判断同太田痣（书末彩图3）。IPL/E光治疗终点判断同太田痣篇（书末彩图4），第一次治疗时，患者要有强烈刺痛感（在患者承受范围内），色斑受照1min左右，皮肤轻微发红（持续10min左右消失，个别患者持续30min），点状色素浮出表皮，3～7d逐渐代谢掉，雀斑一次治愈60%～80%，一般1个疗程效佳；每年日晒明显时会有复发，但继续治疗疗效明显。（注意：不要激惹黄褐斑，可配合口服药物以提高光疗疗效。）

六、雀斑样痣

雀斑样痣（lentigo）也称"黑子"，是一种表皮色素增生性皮肤病。以基底层黑素细胞增生为主要特征，病因不清。

【临床表现】

1．发病于幼年，到成年渐多，也有突然弥散性大量出现，或经多年渐少而消失。

2．可分布于皮肤任何部位或黏膜皮肤交界处。

3．淡褐至黑褐色斑疹，表面平滑或略隆起，多为圆形，针尖至芝麻大小，可相互融合，与日晒无关。

4．色素均匀，边沿渐淡而近于正常肤色。

【治疗】治疗方法和效果同雀斑，但术后不易复发。调 Q 激光，见书末彩图 14；IPL 或 E 光，见书末彩图 15、彩图 16。

七、斑痣

可发生在任何部位，头面、躯干、上肢最常见，在褐色斑片上有颜色更深（褐色、或黑色、或黑褐色）的斑点或丘疹，颜色随年龄的增大而加深。注意与雀斑样痣的区别（雀斑样痣无片状褐色斑，见书末彩图 17）。

【光疗】斑痣治疗同太田痣，采用光疗，丘疹样病变可 CO_2 激光切除，术后无复发。

八、咖啡牛奶斑

咖啡牛奶斑（café au lait spot）像牛奶和咖啡混合在一起的颜色，为遗传性皮肤病，发生率为 10%～20%，可为多系统疾病的一种标志，如多发可能合并神经纤维瘤、结节性硬化病、Albright 综合征、Silver-Russel 综合征、Watsons 综合征。为表皮

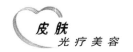

基底层黑色素细胞和黑色素增加。

【临床表现】

1．幼儿开始，随年龄增大而增大、增多。与日晒无关。

2．可发生在身体的任何部位，病损可永久存在。

3．淡褐色、黄棕色或暗棕色斑，边缘清楚（书末彩图18）。

4．同一皮损色素均匀，不高出皮面。

5．患有6个以上直径＞1.5cm的咖啡斑时，提示多发性神经纤维瘤病的可能（90%以上神经纤维瘤病人有咖啡斑）。

【治疗】同太田痣，激光治疗后易复发（意为激光祛不掉）；激光治疗后可能有色素脱失或色素沉着，6个月后自然消退，激光术后色素脱失是咖啡牛奶斑的特征（书末彩图19）；但咖啡牛奶斑调Q激光3～6次后改IPL/E光按时连续多次，70%患者可治愈。

九、口唇黑斑

又称口周色素沉着肠道息肉综合征（perioral-pigmentation-intestinal polyposis syndrome）、Peutz-Jeghers综合征，为常染色体显性遗传病（许多口服和静脉注射用药也可导致口唇黑斑，一般肠道息肉患者有50%会有口唇黑斑。所以问诊很重要）。

【临床表现】见书末彩图20。

1．口唇病变多在口周、唇红缘、口腔黏膜。

2．手指伸、屈侧现暗棕色斑疹。

3．常伴有胃肠道特别是小肠的多发性息肉。肠息肉多有嗳气、腹痛、轻度腹泻，严重可引起肠套叠、肠痉挛、大便性状改变和出血等症状，息肉可癌变（发生率1/7～1/4），所以要重视（定期查肠镜）。息肉症状较色素斑出现得迟，通常于10—30岁出现。

【治疗】

1. 色沉用调 Q 激光 1～3 次（注意术后防疱疹发生，口服或外用抗病毒药，如阿昔洛韦），参数设置同太田痣，效佳。

2. 肠道息肉通过肠镜用激光光纤热融或手术切除。

十、炎症后色素沉着

炎症后色素沉着（postlnflammatory hyperpigmentation）又称外伤性色素沉着，是发生皮肤损伤后，如感染、晒伤、过敏、人为损伤（包括手术、激光、冷冻）、接触刺激物等，使皮肤充血发炎，各种炎症因子增多，导致黑色素细胞活跃，黑色素增多，混合红细胞死亡形成的血色素沉着，共同组成了炎症后色素沉着。新鲜的呈红色，久而不消的为褐色，时间越久越难消。痘印是最多见的炎症后色素沉着。

【临床表现】

1. 局限于皮肤炎症部位。

2. 局部颜色先淡红色，后淡褐色、紫褐色或黑色。

3. 炎症消失后，色素缓慢消退，也有数周数月持续不退者。

【治疗】点状首选 IPL 或 E 光（尤其是受伤后 3～4 周，1～3 次疗效明显）、片状选调 Q 激光（术后慎用化妆品）。

【病例分析】 炎症后色素沉着病例：女，30 岁，鲜红斑痣，3 年前注射疗法后溃烂导致增生、凹陷型瘢痕并色沉。1064nm 调 Q 激光 1 次后，见书末彩图 21A、B。IPL、1064nm 调 Q 激光各 3 次（参数同治疗太田痣，见书末彩图 21C、D 为 IPL3 次、1064nm 激光 2 次后，可见鼻形和色素改变）。

十一、痣

痣（mole）又称色素痣（nevus pigmentosus）、痣细胞

痣（nevocytic nevus）、细胞痣（cellular nevus）、黑素细胞痣（melanocytic nevus），为痣细胞组成的人体最常见的一种良性皮肤肿瘤（也可以归类于良性肿瘤）。

痣是局限性皮肤色素异常，可以出生就有，亦可后天发生，进展缓慢，无自觉症状。颜色多数呈黄、褐、黑色，也有蓝、紫或无色。健康人皮肤通常有15～20颗痣，这些痣绝大多数是良性的，无须治疗。

【病因】

1. **外界因素**　各种对皮肤的刺激，如使用不适合自己的化妆品、按摩。

（1）不良生活习惯：长期睡眠不足导致免疫力低下。

（2）紫外线照射过度。

2. **身体内部因素**

（1）内分泌失调：体内激素对内分泌影响大，在月经期或孕期很易患各种皮肤病，另外情绪不稳定也易引起色素痣。

（2）常染色体遗传：症状多从5岁左右开始，女性居多，春夏重，秋冬轻，淡褐色至黄褐色针尖到米粒大小的斑点。

【分类】交界痣（书末彩图22）、混合痣（书末彩图23）、皮内痣（书末彩图24）。

1. **交界痣（junctional nevus）**　多见于儿童、青年，成年少见。痣细胞位于表皮和真皮层交界处，可发生于皮肤黏膜的任何部位，但手掌、足趾、红唇及外阴部的色素痣几乎均为交界痣，可视为好发部位。直径很小（0.1～1cm），呈棕色、褐色或黑色斑点，表面光滑无毛，扁平或高出皮面。

2. **皮内痣（intradermal nevus）**　其细胞和细胞巢都聚集在真皮内。表面光滑，分界明显，面积＜25px（1cm），有呈片状生长者，一定是隆起，偶呈带蒂状或疣状，常伴毛发生长。

颜色均匀而较深，为浅褐、深褐、墨黑色。恶变率极低，主要是皮内痣没有活跃的痣细胞。成人最常见，可发生于任何部位，最常见于头颈，不发生于掌、趾、生殖器。损害为圆顶，逐渐增大，表面光滑或呈乳头状或有蒂，可有毛发，较正常粗。

3. 混合痣（compound nevus）　多见于儿童、少年，痣细胞巢位于交界处和真皮层，通常比交界痣稍隆起或呈乳头状，颜色在棕色到黑色之间，具恶变倾向。

色素痣在某些条件下有可能引发黑素瘤（malignant melanoma，图5-4），虽然在亚洲人群恶性黑色素瘤的发病率较低，约5/10万，白人约25/10万，但依然要注意鉴定，尽早切除。交界痣、混合痣易恶变，皮内痣最稳定。

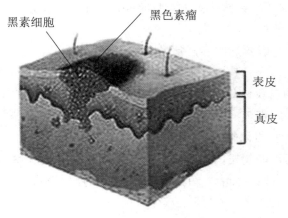

黑素细胞　黑色素瘤

表皮

真皮

图5-4　黑色素瘤

符合下列任何一点都应去除。

①年龄较大时发生的色素痣。

②反复感染或易受伤。

③痣近期明显增大，特别是不对称，颜色改变（红、白、

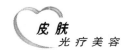

蓝、黑)、表面改变(有皮屑、破溃)、刺痒疼痛、卫星痣、淋巴结增大。

国际常用的黑色素瘤 ABCDE 鉴定原则(书末彩图 25):指用肉眼观察、判断。

【治疗】一般采用光疗,强激光(10 600/1064/810/2940nm)汽化、炭化(书末彩图 26、彩图 27),首选超脉冲 CO_2 激光(注意,黑色素瘤用连续输出 CO_2 激光,切割面积要大于病灶外圈 1~2mm,且先封闭外圈,完整取下病灶并送病理科检查,一旦确诊即刻放疗)。

光疗有如下特点。

(1)操作简单、安全、可控,术中凝血好、术后无须包扎(注意,术时不可在炭化点上重复照射,要用生理盐水棉签擦掉炭化层后再照射)。

(2)治疗时疼痛明显,常需麻醉。

(3)大多会留瘢痕,瘢痕是否明显,与痣的大小、深浅及个人皮肤的自我修复力等有关(故术时注意切割深度和采用锥形切口,以防瘢痕产生。术后瘢痕可在术后 3~4 周后采用 IPL 和调 Q 激光择机修复)。

(4)痣可能复发,需多次治疗(笔者经验,2~3 次激光治疗后皮损不突出表面者,可采用 IPL 多次治疗后消除色素)。

(5)术前消毒,术后防感染。

十二、先天性色素痣

【临床表现】

1. 可小到数毫米,大到广泛覆盖身体。

2. 出生时即有,终身不消退。

3. 深褐色或暗黑色稍隆起的斑块,斑块上可有毛(书末彩

图 28）。

4. 眼睑分裂痣也属于先天性色素痣（书末彩图 29）。

5. 巨大毛痣（又称先天性巨痣、兽皮痣）表面有结节或疣状增生，可合并脊柱裂，或脑膜突出、神经系统症状、血管瘤、脂肪瘤、咖啡斑、神经纤维瘤。巨大毛痣有恶变倾向（10%～13%）。

【治疗】小面积的病灶同除痣，大面积的最好手术切除，可联合调 Q 激光祛色素和激光脱毛。若留瘢痕，择机修复。

十三、颧部褐青色痣

颧部褐青色痣（naevs fuscoceruleus zygomaticus, NFZ）于 1984 年由 Hori 等报道，又称 Hori 痣、获得性双侧太田痣样斑（acquired bilateral nevus of Ota-like macules）、颧骨母斑、太田母斑。色素沉积于真皮层。

【临床表现】主要与黄褐斑和太田痣相鉴别（常并发）。

1. 均为后天发病，发病高峰见于中青年（17—45 岁）、亚裔女性（同黄褐斑，异于太田痣）。

2. 发生于眼睑、颧部、鬓角、颞部、鼻部（鼻根、鼻翼）。既可生长在无毛部位，也可生长在有毛部位（黄褐斑毛发区无）。

3. 皮损为对称分布的散在灰色、灰褐色、褐色、深褐色、灰青色斑点或斑片，无明显自觉症状，黏膜一般无累及，颜色随年龄增大而加重（书末彩图 30）。黄褐斑对称分布，太田痣多单侧；太田痣累及黏膜。

4. 严重的遗传性过敏性皮炎人士容易发生，特别是前额外侧和手背多见（额部黄褐斑多偏额中部和眉上）。

5. 组织病理与太田痣不同（书末彩图 31），2005 年日本横滨的 Murakami 研究小组报道，颧部褐青色痣组织病理切片，

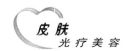
可见真皮黑色素增多。

【治疗】光疗同太田痣，见书末彩图 32。

十四、黄褐斑

黄褐斑（chloasma）被称为"斑中之王"，中医学又称"肝斑"，常对称呈蝴蝶状，故又称"蝴蝶斑"，也有称"妊娠斑""晒斑"。亚洲人高发，产后女性约 70% 发生黄褐斑。

【临床表现】16 岁以后发病，为多发生于颜面部（前额、颞、颧、口唇周、颊部）的局限性淡褐色到深褐色斑片，大小不一，边缘清楚或现弥漫性，表面光滑，无鳞屑、无自觉症状，常对称分布，在有毛发的部位（如发际、眉毛等）一般不长。多数患者会持续数月或数年，60 岁以后症状会逐渐减轻，日晒后、化妆后或女性月经前、妊娠加重。发生率女性为40%，男性为 20%。多并发获得性太田痣。与获得性太田痣的鉴别，见表 5–2。

表 5–2　黄褐斑与获得性太田痣的鉴别

	黄褐斑	获得性太田痣
前额部	好发额中、眉上	好发于两侧，且侵入毛发区域
颧、颞部	弥漫性	多呈小斑点，重度也呈弥漫性
鼻翼部	少见	常见
颜色	略带红色的黄褐色	略带灰色
时间	月经前、春夏加重	无关

【临床分型】面部中央型、面颊型、前额型、下颌型，严重者可全面部泛发。

【自然光检查分型】表皮型（淡褐色）、真皮型（蓝灰色）、混合型（深褐色）。

【病因】病因复杂，认为大多因内分泌与新陈代谢紊乱造成，与下列因素有关。

1. 某些慢性病　特别是妇科病（如月经失调、痛经、子宫附件炎、不孕症、乳腺增生、卵巢囊肿、子宫肌瘤等）、肝脏疾病、慢性酒精中毒、甲状腺疾病、结核、肝癌等恶性肿瘤，以及因病用药。

2. 性激素、垂体、甲状腺、肾上腺皮质激素、胰岛素等内分泌紊乱　黑素细胞中黑素的合成主要受垂体中某些多肽类激素如黑素细胞刺激激素（MSH)的影响，同时在一定程度上也受皮质类固醇的影响。女性激素与黄褐斑的发生关系密切，孕激素能促进黑素体的转运和扩散；雌激素可增加黑素细胞的黑素合成，同时可使黑素细胞体积增大，树突变宽并刺激其分泌黑素颗粒。机体内女性激素的改变可有主动和被动两种方式。主动改变包括使用避孕药和肿瘤后激素类药物的替代疗法。29% 口服避孕药者会发生黄褐斑。激素替代疗法者还常累及前臂伸侧。被动的性激素改变主要是通过内部因素起作用，如妊娠、肝硬化、月经失调、子宫附件炎、性生活不协调等。

3. 日晒　紫外线被认为是加重黄褐斑的最主要因素，且有累积作用，紫外线能激活酪氨酸酶活性。

4. 遗传　一般 18 岁以前出现的面部色斑，可能与遗传有关。父母一方有，子女发病概率为 50%，尤其男性黄褐斑与遗传相关。有家族史者多出现治疗抵抗。

5. 营养因素　缺乏维生素 A、维生素 C、维生素 E、烟酸，缺乏铜、锌等微量元素和某些氨基酸（维生素 C、硒等物质可以增加体内谷胱甘肽的含量）。

6. 微生态失衡　微球菌、棒球菌、需氧革兰阴性杆菌等炎性因子感染。表现为温度升高时色沉加深，故春夏重，冬季轻。

7. **早产、流产、口服避孕药、妊娠** 妊娠期胎盘分泌孕激素增多引起黄褐斑，一般在妊娠 2～5 个月时产生斑，分娩后来月经时约 87% 的患者色素沉着减少甚至消失，也可发生在绝经期及妇科疾病。

8. **情绪因素** 精神紧张、抑郁、急躁易怒、失眠多梦、不良生活习惯（常熬夜导致内分泌失调、不运动导致脂肪堆积、排汗少）、大便干燥、特殊生理期（妇女经期、孕期）等。笔者认为，情绪因素是黄褐斑的主因之一，所以，接诊时病人的选择尤为关键。

9. **理化因素** 注射、口服某些药物（如服用减肥药、精神药）及各种理化刺激，如冷冻、激光、磨削、化学剥脱、烫伤、化妆品使用不当（如激素、重金属、微剥脱）等表皮损害后也可留下色素沉着。日本的葛西健一郎医生认为，每天化妆卸妆为皮肤屏障破坏的最大原因。

【治疗】黄褐斑被喻为皮肤的顽疾，掌握色素代谢的生理、病理的同时，患者的指导和教育尤为重要，一定指导患者不要揉搓皮肤（尤其是颧骨部位），克服诱因。在此基础上，对症治疗。

黄褐斑的治疗方法很多，无外乎两类，一为抑制黑色素的生成，如维生素 C、维生素 E、氨甲环酸等药物；另一为促进黑色素的降解和排出，如激光、IPL、化学祛角质等。两类联合应用，多在半年或一年后有改善或治愈的效果。

治疗原则，"不急不重"，任何快速显效的治疗方法都可能激惹黄褐斑的发生和发展。所以，黄褐斑的治疗考验的就是耐心，医生要有耐心，患者同样要有耐心。

1. **局部治疗** 笔者不主张。

（1）氢醌、左旋维生素 C 等。

（2）My jet 美白针导入：利用火箭的原理，通过高压喷射（透皮速度接近音速）将氨甲环酸、谷胱甘肽等药物注入肌肤深层，药物直接作用于肌肤细胞，达到淡化色斑、促进胶原合成、美白抗氧化的功能（营养物质通过无针注射送达皮下，增加皮肤的吸收率）。

2. 全身治疗

（1）口服

①维生素 C：每次 2 片，每日 3 次。

②维生素 E：每次 0.1g，每日 2 次。

③谷胱甘肽（阿拓莫兰）：为体内自身产生的最强的抗氧化剂，每次 3 片，1 日 2 次。

④氨甲环酸（又名传明酸，进口名"妥塞敏"）小剂量疗法：疗效好。每次 250mg，每日 2 次，一般用药后 1~2 个月开始起效，3~6 个月为 1 个疗程。有服药长达几年的报道，10%~20% 的患者有停药后复发，再用依然有效。安全性较好，常见不良反应为，a．胃肠道反应，如恶心、呕吐、腹泻，发生率在 1%~5.4%，故餐后用。 b．月经量减少 8.1% 的发生率，故经期停服。

氨甲环酸是抗纤溶的止血药，皮肤科常用于抗过敏治疗，其治疗黄褐斑是因为血红蛋白缺氧时，形成青紫色，红细胞死亡后会变成黄褐色，故血红蛋白是黄褐斑的重要色素。

（2）重者静脉注射，笔者不建议，因为黄褐斑适合长期治疗。

① 5%GS 250ml+ 维生素 C 3g，每周 2 次。

② 5%GS 250ml+ 维生素 C2.5g+ 谷胱甘肽 1.2g，每周 2 次，3 个月为 1 个疗程（或每日 1 次，14 天为 1 个疗程，后改为 1 周 1 次）。需每月检查血常规、肝功能凝血。有血栓倾向的患者禁忌。

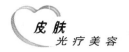
③5%（或10%）GS 250ml+氨甲环酸1g/100ml×qd×15（之后每周1次），1小时缓慢静滴（速度过快易致头痛）。

④美白针，氨甲环酸、谷胱甘肽、维生素C、抗氧化剂复合物。

3. 中药治疗　笔者多年采用光疗加中药内治（每年1～6个月），多数可增加患者的光疗效果。

（1）肝郁内热证

①临床表现：面部黄褐色斑片，伴月经不调，月经前斑色加深，乳房胀痛，烦躁易怒，胸胁胀满，口苦口干。舌质红，苔薄黄，脉弦数。

②治疗原则：疏肝清热，活血退斑。

③方药：丹栀逍遥散加减。牡丹皮15g，栀子15g，柴胡10g，白芍15g，当归10g，茯苓15g，白术15g，薄荷10g，丹参30g，郁金15g，白芷15g，甘草6g。

（2）肝肾阴虚证

①临床表现：面部黄褐色或黑褐色斑片，伴腰膝酸软，头晕耳鸣，夜尿频多。舌质淡或淡红苔少，脉沉缓。

②治疗原则：滋养肝肾，调和阴阳。

③方药：六味地黄丸加减。熟地黄15g，山茱萸15g，山药30g，茯苓15g，泽泻15g，牡丹皮15g，当归10g，丹参20g，菟丝子15g，女贞子15g，墨旱莲15g，白芍15g，怀牛膝10g，甘草6g。

（3）脾虚湿阻证

①临床表现：面部黄褐色斑片，伴神疲，纳呆，脘腹胀满等。舌质淡苔厚腻，脉弦缓。

②治疗原则：健脾除湿，活血消斑。

③方药：参苓白术散加减。人参15g，茯苓15g，白术

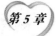

15g，白扁豆15g，陈皮15g，山药20g，莲子15g，砂仁15g，薏苡仁20g，桔梗20g，鸡血藤20g，红花6g，三七6g，甘草6g。

（4）气滞血瘀证

①临床表现：面部黄褐色斑片，伴月经量少色黑，胸胁胀满，常太息，烦躁易怒，或见腹部包块。舌质暗红或有瘀点、瘀斑，舌苔薄，脉弦或涩。

②治疗原则：活血化瘀，疏肝理气。

③方药：桃红四物汤加减（孕妇、血虚者忌）。桃仁10g，红花6g，当归10g，川芎15g，白芍15g，熟地黄15g，柴胡10g，茯苓15g，白术15g，三棱15g，莪术15g，白芷15g，甘草6g。

（5）归脾丸治疗黄褐斑有类似氨甲环酸的作用。归脾丸益气健脾，养血安神。

①临床表现：神经衰弱（失眠多梦、头晕、健忘），血小板减少性紫癜、贫血、再生障碍性贫血，功能性子宫出血，食少体倦、面色萎黄。

②方药：党参、白术、茯苓、炙黄芪、当归、龙眼肉、酸枣仁、远志、木香、炙甘草。

4. 光疗　77.5%患者有效。注意，脱痂后皮肤发红，有可能激惹黄褐斑，尤其是颧部外上1/4处（书末彩图33），所以治疗时根据即刻反应调节能量。治疗原理为选择性光热作用。

（1）低能量（1.6～2.0J/cm²）1064nm调Q激光：对真皮型黄褐斑更为有效（书末彩图34）。大光斑（7mm）、脉宽5ns，扫描2～3遍；改光斑4mm、脉宽300μs、能量10J/cm²，扫描1～2遍，以治疗后即刻皮肤出现轻度潮红为治疗终点（根据患者肤色、皮损颜色、治疗次数、部位调整治疗参数）；每3周1次，共5次。此外，激光还能改善皮肤炎症、消除毛细血管扩张，降低皮肤的敏感性，修复皮肤屏障。这些因素都会从根本上改善黄褐斑的发病机制（配合点阵激光、IPL 来改变皮肤真皮层的缺水状态）。

（2）红宝石调 Q 激光：2.5J/cm²，2Hz，20%～50% 光斑重叠，2～4 周 1 次。

（3）IPL 低功率治疗：比通常祛斑模式小 20% 能量，适用于退化期的散在黄褐斑，见书末彩图 35，治疗时有轻微的刺痛感，皮肤微微发红，发红现象在 5min 左右退去，色素只能是微微加深，一般不高出表皮，在 10 天左右斑色加重，15 天左右慢慢淡化，每月 1 次，5 次为 1 个疗程。刚生长不到一年，未治疗过的，一般 1～2 个疗程可治愈或淡化，有效率为 77.5%。

（4）IPL/Q 开关 1064nm 激光序贯疗法（适合顽固型黄褐斑）：3 次小能量 1064nm 调 Q 激光或 694nm 激光 +1 次 IPL 为 1 个疗程，间隔 2 周，重复 3 个疗程左右。效果佳且不易反弹。

【预防】黄褐斑的皮损处黑素细胞功能活跃，持续合成黑素，源源不断地输送到表皮各层。即使经过治疗，黑素颗粒被分解，但黑素的合成无法被完全阻断，因此无法治愈黄褐斑，只能控制和改善。但是对于初期的黄褐斑，损伤较浅，有可能完全修复。对于 50 岁以上的黄褐斑患者，因为色素细胞的数量及功能都在下降，因此治愈的概率非常高，60 岁以后绝大部分的黄褐斑都能治愈。

黄褐斑的预防复发要点为：①保湿防晒；②病因治疗；③控制情绪（包括饮食、睡眠的管理）；④不乱用化妆品。

十五、黑变病

引起黑变病（melanosis）发病的原因较多，长期接触沥青、焦油、石油及其制品（包括化妆品），其中含有的蒽、菲、萘等化合物，具有很强的光敏性，在日光照射下可使皮肤产生炎症。另外与缺乏维生素、营养不良，女性的性腺、垂体、肾上腺皮质等内分泌功能紊乱有关。

【临床表现】见书末彩图 36，女性多于男性，发生于暴露部位，颜面部、颞部、颌部、胸部、手背部的灰褐色斑点或斑片，皮损初起为红斑，日晒后有瘙痒感和少量糠秕状脱屑，色斑周围有毛囊病变，有自愈倾向，但不明显，不隆起或凹陷于皮肤，脱离接触源或日晒色斑可能会减轻。皮损分为，①炎症期；②色素沉着期；③萎缩期。

【治疗】寻找病因以避开继续损害，光疗同太田痣。

十六、文身

文身（tattoo）是外来不溶性的色素机械性地引入真皮而使皮肤产生一种永久的色素。

某些皮肤病可好发于文身部位，如瘢痕疙瘩、扁平苔藓；某些疾病可由于文身传播，如结核、麻风、梅毒和脓皮病；对文身色料的异物反应、光敏反应、变态反应偶可发生，最常见于含汞、铬及钴的色料。

【分类】①专业性文身；②业余性文身；③美容性文身；④医源性文身；⑤外伤性文身。

【治疗】黑色和咖啡色为复合色料所致，故褪除时可能要选用不同的治疗光分次褪除不同色素（表 5-3）。褪文身治疗也可能引发类似炎症性色素沉着，容易同文身残余红色色料混淆，建议一般不采用 KTP 激光。

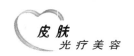

表 5–3　常见文身颜色与色料

文身颜色	色料
青黑色	黑墨
红色	朱砂、氧化铁、胭脂红
绿色	氧化铬、靛蓝和姜黄混合
紫色	朱砂和煤、墨和红墨混合
蓝色	靛蓝、蔚蓝、炭粉、火药
黄色	硫化镉和姜黄
隐藏色	滑石粉、白粉

1. **光疗**　治疗光以互补色为选，如褪红色选绿光；绿色、黄色相对难褪。调 Q 激光为首选，因机器的不同，治疗参数的选择以终点判断为准（同太田痣），色素残余配合 IPL、点阵激光。

2. **治疗注意事项**

（1）来源于文身术的瘢痕或祛文身术的瘢痕（光斑重复或术后感染）。

（2）文身染料同毛囊重合时会加重脱毛。

（3）治疗后的色沉、色减，3～6 个月会自然消退。

（4）褪文眉后毛发变白，见书末彩图 37。术后即刻以医用生理盐水浸透的湿纱布敷 10～15min，会有 70% 毛发变黑，未返黑的眉毛剪断即可。

3. **治疗效果**　治疗效果受多种因素的影响。患者的皮肤类型、年龄，文身的部位、文身的颜色、文身存在的时间、文身的类型、色料的厂商等，见图书末彩图 38。必要时配合点阵激光治疗。文身未满 1 年者，治疗效果多不理想。6 次治疗效果不明显者，建议手术切除。

4. 签署知情同意书　激光祛文身时，需与患者签署知情同意书，见图 5-5。

激光祛文身知情同意书

姓名_____　性别_____　年龄_____　编号_____

地址_____　电话_____　激光类型_____

一般情况：文身的时间_____治疗情况(有　无)　治疗次数_____

治疗方式_____　最后一次治疗时间_____

外伤后（　不留瘢痕　易留增生型瘢痕　易留萎缩型瘢痕）

治疗告知：

1.激光治疗的次数与您文刺的时间的长短和深度呈正相关。即文身时间愈长，文的浓度愈深，所需治疗的次数愈多。

2.激光治疗的效果与所文身的染料相关（颜色），激光治疗后有可能变成黑色，多次治疗多数病人可完全消失，少数病人可能消退不完全。术后几分钟到几小时可能出现反色，会在 3 个月内逐渐减退。

3.少数文刺颜色较深的患者，可能出现轻度增生性或萎缩性瘢痕。

4.对混合性染料文身者，按每一单色分别收取治疗费。

5.术后局部可能出现轻度红肿、青紫、甚至水疱、点状出血等，此为正常现象，常在 1~2 周内结痂、脱屑而愈，部分患者可无脱屑。术后禁止描眉等搓擦，禁止水洗、暴晒。术后 2 天内不可食辛辣、饮酒、激烈运动，不可人为揭痂。

6.激光治疗一周后复诊一次，接受术后医疗咨询。

7.由于每人对疼痛的耐受性不一样，激光治疗麻醉药品费用自理，如您需要，请向医师说明。

8.皮损消退后无进一步改善，即停止治疗。

9.为保证激光治疗后能达到最好的治疗效果，望治疗后严格按医师要求进行术后处理。如有不适，及时复诊。

10.如对上述几点无意见，请在知情同意书上签字。

11.本知情同意书一式两份，一份存档，一份患者自行保存，遗失不补。

本人已认真阅读上述各条，同意治疗。

顾客签字：　　　　　　　　　医师签字

　　　　　　　　　　　　　　　年　　月　　日

图 5-5　激光祛文身知情同意书

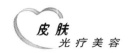

十七、色素型黑眼圈

黑眼圈不是一种病，只是一种症状，其总是给人没精打采和疲劳的感觉，发生率高，要求改善的人很多。色素型黑眼圈是先天性眼皮色素沉着或眼部的代谢废物没及时排出体外造成的。由于经常熬夜、情绪不稳定，眼部疲劳、衰老，静脉血管血流速度过于缓慢，眼部皮肤红细胞供氧不足，静脉血管中 CO_2 及代谢废物积累过多，形成慢性缺氧，血液较暗并形成滞流以致造成眼部色素沉着。中医学认为多与肝肾虚弱相关（肾阴虚者眼下睑近内眦处皮肤色沉、胃寒者眼睛下正中皮肤色沉、肾阳虚者双眼和口周皮肤色沉，书末彩图 39）。

【治疗】首选调 Q 激光，眼睛下也可用 IPL，按美学的观点上眼皮一般不需治疗。一次效果明显，2 次可改善 50%（疗效与术后调理很相关）。

十八、白癜风

白癜风（vitiligo）多是后天性色素脱失性皮肤黏膜疾病。肤色深的人群比肤色浅的患病率高，我国人群患病率为 0.1%～2%，任何年龄均可发病，无明显性别差异，可发生于任何部位，但以暴露及摩擦损伤部位（如颜面、颈、手背、腕、前臂、腰骶部等）多见，口唇、阴唇、龟头、包皮内侧黏膜亦可累及，部分患者皮损沿神经节段单侧分布，少数患者泛发全身。典型皮损为色素完全脱失斑，大小不等、数目不定、形态各异，中央可见散在的色素岛；皮损上的毛发也可变白（书末彩图 40）。

【病因】目前还不清楚。有几种假说，①自身免疫学说；②遗传学说；③神经化学因子学说；④黑素细胞自毁学说。各种临床和实验室的发现表明这些假说所涉及的因素都可能参与了白癜风的发病过程。

【治疗】本病治疗比较困难，方法很多，其中最有效的治疗方法之一是光疗。窄波 UVB（NBUVB）照射后局部 TGF-β_1（具有免疫调节作用）水平升高，从而抑制了局部免疫和炎症反应，促进局部色素恢复。308nm 准分子激光属脉冲气体激光，穿透力强，更优于 NBUVB。NBUVB 和 308nm 激光波长单一，从而防止了紫外线的许多不良反应，治疗作用相对增强。是治疗白癜风、银屑病等疾病的最佳疗法之一。

1. 308nm 准分子激光　初始剂量为 49.5mJ/cm²，每次增加 49.5mJ/cm²，累积剂量为 70.8J/cm²，每周 2 ～ 3 次，也可联合药物治疗，疗效更佳。

2. 补骨脂素及其衍生物内服或外搽后紫外光或日光照射局限皮损搽 0.1% ～ 0.5% 8-MOP 酊剂，30min 后照射（照射面积一般 0.5 ～ 1J/cm²，后逐渐增大），每周 3 次，大部分皮损消退后次数减少，需治疗数月。治疗期间需进行眼的防护，定期检查肝功能。

十九、花斑糠疹

花斑糠疹（tinea versicolor）俗称"汗斑""花斑癣"。

【病因】是马拉色菌（即糠秕孢子菌，属嗜脂酵母）侵犯皮肤角质层所致的表浅真菌感染。发病与高温潮湿、多脂多汗、营养不良、慢性疾病及应用糖皮质激素等因素有关，可能具有遗传易感性（书末彩图 41）。

【临床表现】皮肤上出现圆形或不规则的、形如黄豆大小的斑点，逐渐增大到指甲盖大小，色微黄或褐色，表面有非常细小的粒状鳞屑，不很明显，容易刮下来，日久皮疹可增多，并向周围扩大，相互融合成片，成不规则的地图状。一般秋凉后可自行消退，但会留色素沉着和色素减退斑，来年又复发。

【治疗】①药物用达克宁、癣康宁等。②色沉同太田痣，色减同白癜风。

第6章 血管性皮肤病及治疗
CHAPTER 6

人体全身有 300 亿条血管，皮肤的血管依次细分为皮下血管丛、真皮下血管丛、真皮中静脉丛、乳突下血管丛和乳突血管丛。按管径大小可分为中动脉（肌性动脉）、小动脉（管腔直径 0.3～1mm）、细动脉（管腔直径在 0.3mm 以下）、毛细血管（管径 7～9μm），还有静脉和血管球。

红细胞含有数百个血红蛋白分子。血管性皮肤病表现为真皮层甚至皮下组织毛细血管增生或血管扩张，导致病变处血红蛋白浓集，血红蛋白是血管瘤和血管畸形等血管性疾病的主要生色团。

一、血管性皮肤病的分类

血管性皮肤病是一组常见的疾病，起源于残余的胚胎或血管细胞。男女比例为 1∶（3～5）。随着环境的恶化、污染的加重，此类疾病有增多的趋势。激光治疗仍然是一大难题。

传统的分类法是沿用细胞病理学之父 Virchow 的理论，根据组成瘤体血管的不同而分为毛细血管瘤（鲜红斑痣、草莓状血管瘤）、静脉性血管瘤（海绵状血管瘤、混合性血管瘤）、动脉型血管瘤（蔓状血管瘤）。

1982 年美国哈佛大学的 Mulliken 和 Glowachi 提出了生物学分类法，将血管增生性皮肤病分为血管瘤和血管畸形两类。具有血管内皮细胞增殖和增生的为血管瘤，而不具增殖倾向的血管内皮及衬里组成的血管病变为血管畸形。新的分类法有助

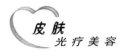

于治疗时机和方法的选择（表6–1）。

表6–1　传统分类法与新型生物学分类的对应关系

血管畸形（vascular malformations）	传统分类	血管瘤（hemangiomas）
毛细血管畸形 (CM)　←	鲜红斑痣	
	草莓状血管瘤	→
	血管角皮瘤	→
	匍行性血管瘤	→
←	疣状血管瘤	
	老年性血管瘤	→
	毛细血管扩张性肉芽肿	→
←	血管痣	
←	毛细血管扩张症	
静脉畸形 (VM)　←	海绵状血管瘤	
←	静脉湖	
←	静脉曲张	
动静脉混合畸形 (AVM)　←	蔓状血管瘤	

血管畸形属于低流速脉管畸形。血管角皮瘤、化脓性肉芽肿、蜘蛛痣及各种后天因素（如外伤、疾病等）造成的血管畸形又称为获得性血管畸形。

血管瘤的临床表现：绝大多数出现在出生后的数天、数周，少数一出生就有。

我国的血管瘤早期表现是一个高出皮肤的红点、小红斑，扪诊有质地中等、类似风团的感觉。在随后的数周或数月迅速发展，即"快速生长期"，病灶体积迅速增大，扪诊觉质地较

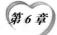

以前变硬，且部分患者的病灶皮温升高，往往因生长过快而导致中央坏死、溃疡，呈现出"火山口"状，在坏死区往往因继发感染而加重溃烂，从而导致受累部位软组织缺损。好发于头面部，四肢和躯干部位可同时出现。另外，常同时伴有枕部的散在毛细血管斑，往往不突出皮肤。偶有伴发血管畸形。

消退期有的历时数月，大多耗时数年甚至十几年，83%～92% 的患者有自然消退倾向（7 岁内每年以 10% 的速度消退）。对于发展迅速，或可能累及其他器官者，应早期干预。

血管瘤的干预治疗有以下几种方法。

1. 激素治疗　泼尼松片剂，4 ～ 5mg/kg，隔日上午顿服 14 次，连续减半药量至停药。间隔 1 个月，3 个疗程为限。也可以 2 ～ 4mg /（kg·d），上午顿服，2 个月后减量停药。

同时注意激素的短期不良反应，以消化道出血为主；另外，患者会血糖升高、水钠潴留、骨质疏松、感染、生长缓慢（生长缓慢停药后可恢复正常）。疗效确切、安全，60% 治愈率。

2. 普萘洛尔片剂　1 ～ 2mg /（kg·d），3 个月为 1 个疗程。也可以小剂量疗法，0.5mg /（kg·d），连用 2 周；后 0.8mg /（kg·d），连用 2 周；1mg /（kg·d），连用 20 周，每次服用普萘洛尔（心得安）均留院 3 天，以便于心电图的监测。70% 治愈率，是目前常用方法。

3. 平阳霉素　对口服激素疗效欠佳或局限性中小面积病灶有良好效果（但要注意总量的控制，避免不良反应），0.1 ～ 0.3mg / kg。

二、血管性疾病的光疗

1. 切除　增生性结节首选激光切除。利用激光的热效应产生的汽化、炭化作用。

2. 凝固　结节、大的赘生物选择 Nd:YAG 激光光纤插入式

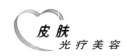

凝固，以病灶即刻萎缩、变苍白色为终点。利用 1064nm 激光对血红蛋白产生非特异性的热凝固效应而破坏血管壁（对黏膜海绵状血管瘤有治疗优势）。

3. 选择性光热作用　血红蛋白的吸收峰值分别为 280nm、415nm、540nm、577nm。从 580 ～ 700nm 吸收系数下降至谷底后转折回升，至 800 ～ 1000nm 段又升起一个较高的平台。

（1）脉冲染料激光，585nm，300～450μs，光斑直径 5mm、10mm，峰值功率 10kW，以病灶灰紫为治疗终点。595nm，0.5～40ms 以病灶苍白萎缩为终点。

（2）Nd:YAG:Genter（200～240J/cm²，30～50ms），6 周 1 次，治疗后 2 天开始服用普萘洛尔 1～2 mg / (kg·d)，3 个月，有效率达 70%。可变脉宽 Nd:YAG 激光，532nm，脉宽 2～50ms，光斑直径 2～10mm，疗效略差。

（3）IPL 560～1200nm，以术后即刻血管变黑为终点，但缺点是术后疼痛强烈。

4. 光动力学治疗

（1）氩激光，488nm/514.5nm，0.5～2.5W，10～40min。

（2）铜蒸汽激光，510.4nm 绿 /578.2nm 黄 =2∶1，1～6W。

三、葡萄酒色斑

葡萄酒色斑（port wine stains, PWS）又称鲜红斑痣，是皮肤真皮浅层的异常毛细血管扩张畸形。

【临床表现】

1. 常发生于出生时或出生后不久，发生率 0.3%～0.5%。

2. 一个或数个暗红色或青红色斑片，不高出皮面，边缘不整齐，压之易退色，随着年龄的增大，颜色由粉红→深红→紫红色，逐渐加深（书末彩图 42）。

3．95% 发生于面颈部及头皮。发生于枕部、额部、鼻梁部等中间部位者常可自行消退；发生于单侧、范围较大或广泛者常终身持续存在或进一步加重。10 岁前相对静止，10 岁后进入增生期，育龄期加速生长，65% 患者在 40 岁左右皮损增厚，高出皮肤并出现结节样改变，常引起自发性出血和外伤性出血，甚至出现化脓性肉芽肿等并发症。所以，建议尽早治疗。

4．部分患者合并太田痣、色素斑等。

5．部分患者表现为某些综合征，如 Sturge-Weber 综合征、Klippel-Trenaunay 三联征、Beckwith-Widemann 综合征等。

6．部分患者存在不同程度的心理问题。

【治疗】光疗（鲜红色疗效最好，粉红色次之，紫色最难），治疗后少数血管会发生再通现象，故需多次按时治疗。

术前清洁、消毒皮肤，一般不需麻醉（有必要者可敷 2% 复方利多卡因凝胶 40min，覆盖保鲜膜加强浸透）。

1．585nm/595nm 激光　目前仍是治疗鲜红斑痣的金标准，10kW 峰值功率，300 ～ 450μs，光斑直径 5mm，适合粉红、鲜红、深红色鲜红斑痣，痊愈率小于 20%（书末彩图 43）。

2．长脉宽 1064nm 激光　适合于深部的鲜红斑痣，疗效同 585nm 激光，术后紫癜较少且恢复快（但剂量过高可能有瘢痕形成）。200 ～ 240mJ/cm^2，30 ～ 50ms。

3．可变脉宽（2 ～ 10ms）532nm 激光　斑试后确定合适治疗参数，以病变组织稍有褪色或变成青灰色为终点。适合粉红、鲜红、深红色鲜红斑痣。

4．IPL（560 ～ 1200nm）　脉冲数 3，脉宽 4ms、9ms、36ms，70% 功率，适合小面积鲜红斑痣。

5．连续 CO_2 激光　5 ～ 15W 切割，适合有结节的小面积鲜红斑痣。

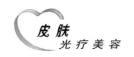

6. PDT 疗法　适合紫色鲜红斑痣，治疗应注意避光，残余可结合 532nm 或 585nm 激光治疗。

各种治疗后残余，585nm/595nm/1064nm/532nm 激光治疗疗效均明显，见书末彩图 44。

四、草莓状血管瘤（毛细血管瘤）

草莓状血管瘤是婴幼儿时期最常见的良性肿瘤，新生儿发病率 1%，男：女 =1：3～5。毛细血管内皮细胞有明显增生。

【临床表现】

1. 约 60% 患者发生于头颈部。

2. 一般在出生后 3～5 周出现（书末彩图 45），出生后 9 个月内处于生长期（通常 3 个月为生长高峰），大部分有自限性；9 个月后进入稳定期，然后进入消退期，每年以 10% 的速度缩小，在 3 岁时约 30% 可消退，5 岁时 50% 可消退，7 岁时 70% 可消退；一般不需积极治疗，但若生长在口腔、眼睛、气道等部位，生长迅速者可引起局部出血、感染、溃疡，甚至毁容、器官功能障碍等严重并发症，就需干预治疗。草莓状血管瘤有明显的增生、稳定、消退的自然病程，但消退期时间太长，其间可能会发生意外。

3. 皮损特点为一个或数个鲜红色或紫色、高出皮面、柔软而分叶的肿瘤（形似草莓），边界清楚，压之可褪色。

【治疗】一般采用光疗的治疗方法。

1. 585/595nm 激光　适合较表浅的病灶，病灶苍白萎缩为终点。一般采用 300～450μs，5mm 光斑直径，10kW 峰值功率（书末彩图 46）。

2. 长脉宽 1064nm 激光　适合较深的病灶，200～240J/cm²，脉宽 30～50ms。病灶苍白萎缩为终点。6 周一次，治疗后 2 天口服普萘洛尔。

3. 1064nm 或 810nm 激光翻瓣凝固　15～30W，病灶彻底萎缩为治疗终点。

4. IPL　多次按时治疗（小儿不选择）。

五、血管角皮瘤

血管角皮瘤（angiokeratoma）为真皮浅层毛细血管扩张和表皮角化过度的皮肤血管性疾病，为常染色体显性遗传病。

【临床分型】

1. 肢端型　此型最常见。好发于儿童或青年，女性多见，一般对称，发病前常有冻伤史。

2. 阴囊型　好发于中老年阴囊。

3. 丘疹型　多发于年轻人下肢。

4. 限界型　好发于小腿和足部。

5. 弥漫型　属于类脂质病，可能与遗传有关，对称分布，可伴有疼痛。查血清免疫球蛋白可增多。

【治疗】585nm 激光，脉宽 300～450μs，光斑直径 5mm，峰值功率 10kW（书末彩图 47）。

六、疣状血管瘤

疣状血管瘤（verrucous hemangioma）是血管瘤伴有表皮疣状角化过度，可在出生后或婴幼儿期发现，初为蓝红色结节，边沿清楚。随着年龄的增长逐渐扩大，渐变为蓝黑色并角化过度呈疣状，好发于下肢、足。

【病理】为真皮内扩张的血管窦，表皮角化过度，继发棘层肥厚和乳头瘤样增生（书末彩图 48）。

【治疗】

1. 连续输出 1064nm 激光切除。

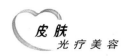

2. 连续输出 CO_2 激光 5～15W 切割。

七、毛细血管扩张性肉芽肿

毛细血管扩张性肉芽肿（granuloma telangiectaticum）又称化脓性肉芽肿（granuloma pyogenicum），是一种毛细血管瘤，而非化脓感染造成的肉芽肿。

【临床表现】瘤体呈淡红、深红、暗红色，直径约2cm，突出于皮肤表面，基底较宽，有的呈蒂状，质软，表面光滑。如反复感染、破溃、出血、结痂，表面可出现乳头状增生，瘤体纤维化变韧。好发于头面部、手足等处，多见于儿童，发病前有轻微外伤史，也可无明显外伤史，无明显症状，患者常因瘤体反复出血而就医（书末彩图49）。

【治疗】连续1064nm激光或810nm半导体激光10W凝固。

八、蜘蛛痣

皮肤小动脉末端分支性扩张所形成的血管痣，形似蜘蛛，故称蜘蛛痣（spider angioma）。

【发病机制】蜘蛛痣的出现可能与机体内雌激素分泌过多或肝脏对雌激素的灭活作用减弱有关。

【临床表现】

1. 为鲜红色针头大小丘疹，周围有放射状扩张的毛细血管（书末彩图50）。

2. 常见于慢性肝炎或肝硬化。慢性肝病患者手掌大、小鱼际处常发红，加压后褪色，称为肝掌，发生机制与蜘蛛痣相同。如二者同时存在临床意义更大，仅出现蜘蛛痣不一定有病理意义。

3. 妊娠也可出现（多在妊娠2～4个月出现，常于分娩后

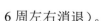
6 周左右消退）。

4．损害常为单发，若为多发尤其在胸部多发则需考虑肝脏疾病（肝硬化、转移性肝肿瘤）。

【治疗】常采用光疗方法。

1．连续 1064nm 激光　治疗 1 次即可，但可能产生瘢痕。

2．长脉宽 1064nm 激光　治疗 1 次即可，但能量过高可能产生瘢痕。

3．585/595nm 激光　需要 3 ～ 5 次治疗，但治疗安全。

4．980nm 半导体激光　15W，一次治疗效果明显。

九、毛细血管扩张

毛细血管扩张（telangiectasis）俗称"红血丝"（书末彩图 51），毛细血管扩张性差、角质层受损、一部分毛细血管位置表浅的面部现象，严重者连成片，变成红脸（高原红）。这种皮肤薄而敏感，情绪激动、温度变化时脸色更红。严重者还会形成沉积性色斑。15%～20% 的人群会发生，在我国西北地区发病率较高，现在化妆品源呈上升趋势。

【病因】

1．遗传因素：15% 患者因天生毛细血管表浅、毛细血管壁脆弱。

2．高寒或冻伤。使血液循环受阻、血管壁瘀滞，气候干燥，长期日晒。

3．美容换肤、去角质破坏了皮肤屏障。

4．血管老化、脆弱、缺乏弹性，血管收缩较慢，红细胞易渗出。

5．长期使用皮质激素药，使毛细血管扩张、皮肤变薄、萎缩等。

6. 部分皮肤病，如酒渣鼻、慢性盘状红斑狼疮、着色性干皮病、放射性皮炎、硬皮病、皮肤异色症、毛细血管扩张性环状紫癜、雷诺现象等。

7. 全身性疾病，如肝脏疾病、内分泌疾病（甲状腺功能亢进等）、结缔组织病（系统性红斑狼疮、皮肌炎、全身性硬皮病）、心脏病和铅中毒等。

8. 神经和心理因素，如紧张、兴奋、激动、愤怒。

9. 职业因素，长期接触化学用品，如生产、销售服装、皮具等。

【分型】

1. 危险边缘型　皮肤白里透红，近距离仔细看才能看见隐隐约约的红血丝，在摩擦、刺激下，会出现明显的红团，但在刺激因素消失后较快恢复。此类是因表皮太薄。

2. 潮红型　皮肤在轻微刺激下，甚至没有刺激也很容易出现大面积潮红。看不出明显的丝状血管，只是红。刺激因素消失后，红要过一阵子才能退，在连续刺激下，潮红持续或者加重，但皮肤没有脱屑、脂溢等问题。

3. 持续炎症型　皮肤持续发红，且伴有脱屑、脂溢，甚至感染，使用一些化妆品会有刺痛，这类是由炎症继发，常见的炎症有脂溢性炎症、激素依赖性皮炎混合的真菌感染发炎。玫瑰痤疮、口周皮炎等。

4. 蛛网型（最严重的类型）　皮肤紧绷、发亮、薄，肉眼可见粗大、密如蛛网的红血丝。这种红血丝是永久性的（没有刺激因素也明显可见，有刺激就更厉害）。通常是激素依赖性皮炎、日晒伤、酒渣鼻等导致血管实质性扩大。

【治疗】光疗，585/595nm 染料激光，IPL/DPL，810/980nm 半导体激光，LED 照射（光疗时注意，颧骨外上 1/4 处不可以能量过大，以免激惹黄褐斑的产生）。

术后护理，停止使用各种功效性化妆品；多食强健血管壁的果蔬、少吃令血管膨胀的食物（如太烫、太辣、酒、咖啡、易致皮肤过敏的食物）；注意保湿防晒；常用冷水洗脸，增强皮肤的耐受力；避免冷热落差大的环境交替。

1. 脉冲染料激光祛毛细血管扩张　585nm 激光为"金标准"尤其对细小血管（书末彩图 52），宽 300 ～ 450μs，光斑直径 5mm，峰值功率 10kW，通常 1 ～ 3 次。激光被血管中的血红蛋白吸收，通过"选择性光热作用"使血管内皮凝固坏死，或血管瞬间破裂，从而被吞噬细胞吸收，随淋巴循环排出体外（532nm 激光也效佳）。

2. IPL 祛毛细血管扩张　使病变的毛细血管因选择性光热作用迅速凝固。另外能缓解皮肤炎症反应，使皮脂膜得到恢复，增强皮肤厚度及防御能力，对敏感皮肤起到很好的脱敏作用。毛细血管扩张首选 IPL，见书末彩图 53，脂溢性皮炎、荨麻疹、慢性湿疹也推荐 IPL。

治疗时脉宽、脉冲间隔都调节大点（受术者可接受的刺痛感），治疗后血管清晰，颜色加深为终点，确保无异常反应时散在的可重复照射 1～2 遍，一般 1～3 次可达到理想效果。IPL 每 3 周 1 次；脉冲数 2；脉宽 2ms、4ms；脉冲间隔 20ms；能量 70%。

3. 980nm 半导体激光祛毛细血管扩张　激光的光热选择性作用对"红血丝"进行靶向显微凝固或消融，并通过代谢排出体外。

输出方式有连续式、脉冲式，面部治疗 4～10W（皮肤厚可用 15W），70% 的患者一次治愈，30% 的患者三次治愈。术后可能有薄痂（书末彩图 54）。

治疗特点为无创、无痛（轻微针扎感，无须麻醉）、治疗时间短。

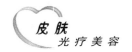

附 皮质类固醇激素依赖性皮炎

本病简称激素依赖性皮炎。激素有糖皮质激素（TGCs）和性激素两种。

糖皮质激素，在皮肤科被称为"皮肤鸦片"，具有强大的免疫抑制和抗炎作用。激素缓解红、热、痒、肿等症状立竿见影，尤其对多种炎症性皮肤疾病作用迅速而强大，针对抗炎消痘、抗敏护肤、美白嫩肤有非常神奇的疗效，正常护肤品无法与之匹敌，成为皮肤科最常用的外用药物。但通常医生都会强调使用期不超过 2 周，且采用用量递减法。

常用的糖皮质激素药物有地塞米松、氢化可的松、氯倍他索丙酸酯等。我们熟知的皮炎平、皮康霜、肤轻松（氟轻松）、尤卓尔等都有糖皮质激素成分。

【病因】激素依赖性皮炎，指因长期或间断外用糖皮质激素（药物、护肤品、面膜）所致的皮炎（书末彩图 55），近年发病呈上升趋势，且又顽固难治。其特征是对激素的依赖。只有糖皮质激素，才能达到立即（立即指几小时或 1d）美、白、嫩的效果。它使血管迅速收缩，于是"红血丝"不见了。同时细胞活动能力急速降低，细胞免疫能力、皮脂的分泌也被遏制了。

【临床表现】局部长期使用糖皮质激素（连续 20d 以上），角质形成细胞增殖受抑制，真皮糖蛋白和蛋白聚糖的黏弹性变化使胶原纤维间黏附力减弱，表皮真皮变薄。一旦停用，1～5d 内，导致皮肤敏感、老化、干燥、萎缩、毛细血管扩张、色素沉着，面部毛发增粗或变长，汗毛、毳毛（女性在嘴唇上方、两鬓）明显生长，并伴有奇痒、刺痛、紧绷感，出现粉刺，痤疮成片，与常规痤疮不同，针清不易愈合。丘疹，霉菌感染，甚至流黄水等症状。无论用何护肤品，或完全不用护肤品，都会因激素水平的下降而表现出炎症和过敏反应，甚至"暴痘""油田""返黑"等，最后形成恶性循环。严重者，激素可经皮吸收进入血液循环，导致医源性糖尿病、高血压、骨质疏松、肝肾损害、肥胖、月经紊乱、心脏病加重。

【治疗】一旦患上激素依赖性皮炎，治疗就有一定难度。在医生的指导下逐渐减量，停用激素类产品2天至2周后，光疗结合其他综合方法治疗，疗效是满意的。

抗皮肤过敏：内服抗组胺药，如赛庚啶、苯海拉明、氯苯那敏、阿伐斯汀、西替利嗪、咪唑斯汀、依巴斯汀、氯雷他定等；维生素C大剂量口服或静脉注射；10%葡萄糖酸钙静脉注射；氨甲环酸静脉注射等。

红肿明显，伴水疱、糜烂和渗液者可做开放性冷湿敷，湿敷溶液有3%硼酸溶液、50%醋酸铅溶液、1:8000高锰酸钾溶液。如有脓性分泌物，0.02%呋喃西林溶液或0.5%依沙吖啶溶液湿敷。湿敷时间不宜过长，通常2～3天待渗液停止，肿胀消退后改霜剂或油膏或弱光照射。

光疗术后注意及时保湿（快要烂而不烂的香蕉半个、鸡蛋黄1个捣成泥敷15～30分钟），少吃辛辣、海鲜、鱼、虾、蟹、牛羊肉、咖啡等，避免局部皮肤骤冷骤热。

（1）1064nm调Q激光小能量做到刚刚要渗血而不破皮时，7～10天一次，5～10次为1个疗程。每次治疗间隔可采用弱光照射维护治疗。

（2）IPL合适参数选择以皮肤有刺痛感为终点（同祛毛细血管扩张），7～10天一次。每次治疗间隔可采用弱光照射维护治疗（书末彩图56）。

十、海绵状血管瘤

海绵状血管瘤（cavernous hemangioma）是充满血液的血窦

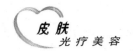

和薄壁静脉所构成的皮下低流量血管畸形。

【临床表现】常发生于出生时或出生后不久。好发于头皮及面部。皮损多为淡紫或紫蓝色的圆形或不规则的皮下肿块，质地柔软，高出皮面，呈结节状或分叶状，边界不太清楚（书末彩图57）。

【治疗】

1．手术，适于较大的血管瘤或内脏血管瘤。

2．1064nm/810nm 激光光纤热消融，10W 左右、每点停留2s，扇形凝固。疗效明显。术后痛感明显，术后防感染。

3．放疗、同位素、电子束。

4．硬化剂，适于小的毛细血管瘤和海绵状血管瘤。

5．药物，对幼儿期迅速增大的血管瘤可用糖皮质激素或普萘洛尔干预。

十一、下肢静脉曲张

【病因】①久坐久站，②负重，③受寒，④遗传，⑤腹内压高导致静脉血逆流和回流障碍使静脉腔内压力增高，静脉壁弹力减退而扩张、纡曲。【临床表现】静脉曲张（书末彩图58），酸胀、疼痛、瘙痒，严重者可发生水肿、溃疡。

【治疗】光疗对还没有产生破溃的早期患者，810nm 内镜激光足内踝穿刺大隐静脉，定位于腹股沟内韧带下 1.5～2cm 处，设定功率 12W，脉冲时间 1s，脉冲间隔 1s。术中注意别破坏动脉（动静脉并行）、术后加压包扎。适合轻、中度静脉曲张。此外，该疾病应该归于血管科或普外科，皮肤科医生只作为认识要求。

第7章 与皮肤附属器有关的皮肤病及治疗

一提与皮肤附属器有关的皮肤病，我们就会想到痤疮。痤疮为一种多因素导致的毁容性疾病，病程长，易复发，治疗效果和患者教育有很大关系。

寻常性痤疮往往与酒渣鼻伴生，因为它们有相同的内外刺激因素。

（1）饮食：偏嗜酒类、辛辣、浓茶、咖啡、重油高糖饮食。

（2）精神：紧张、激动、兴奋、焦虑、抑郁、睡眠紊乱（熬夜、失眠）。

（3）冷热刺激、胃肠功能紊乱（如便秘）。

（4）内分泌失调（雄性激素增高、皮脂腺分泌旺盛）。

（5）毛囊口上皮过度增生角化，皮脂排出不畅。

（6）痤疮丙酸杆菌大量繁殖，毛囊炎症（丘疹、脓疱）。

（7）寄生在毛囊皮脂腺内的蠕形螨（即毛囊虫）的刺激及其代谢产物和排泄物引起的炎症有关。

（8）紫外线（暴晒）、遗传、环境、机械摩擦（过度清洗）及洁肤不够、不适化妆品、纯素食等导致缺锌。

毛孔粗大也较为常见，它虽不是一个疾病，但同样有很多人介意。

毛孔粗大只是一个人们比较介意的症状。一般人所说的毛孔是指毛囊在皮肤的开口，因为皮脂腺开口于毛囊壁，所以毛孔也是皮脂腺排出的管道。脸部的皮脂腺活性较强，也就需要较大的开口来排泄其所分泌的油脂，所以脸部的毛孔通常比身上其他部位来得大，看起来也明显许多；而在脸上，鼻部及鼻旁的毛孔又较其他区域为大。

毛孔粗大的原因是多方面的。

（1）油性肌肤：因遗传、饮食习惯、年龄、温度、湿度等诸多原因，皮脂腺分泌旺盛，过多的油脂堆积在毛囊里，膨胀毛孔，慢慢就会显得毛孔粗大。鼻子、前胸后背是全身皮脂腺分布最多的区域。有的是真皮层缺水而致皮肤外油内干。

（2）清洁不彻底：皮肤老化后，如不及时清洁，使其新陈代谢不顺利，无法如期脱落，会导致毛孔扩大。压力过大、熬夜、生活不规律、季节交替，使体内激素分泌紊乱，角质代谢速率不正常，粗厚角质堆积在毛孔周围，就会让毛孔变得粗糙，同时也易被堵塞，形成黑头、白头粉刺，并逐渐撑大毛孔内部。

（3）肌肤老化：通常 25 岁后，真皮层的弹力纤维、胶原蛋白减少或老化变性，导致毛囊周边支持系统破坏，就会出现毛孔粗大形态。长时间待在空调房、肌肤过于干燥或紫外线侵袭等，都会使肌肤提前老化。

（4）不良习惯：抽烟喝酒、爱吃零食、甜食、油腻食物或快餐等，导致营养不均衡而皮肤油脂过多；也有一长痘就挤所致毛孔粗大。

（5）过度使用含酒精化妆水、使用不适合的护肤品造成毛孔堵塞。

肌肤毛孔粗大的类型有：干燥扁平型、出油肥嫩型、角质堆积型、敏感红肿型、老化松弛型。

为什么毛孔会变脏？其实是油脂暴露在空气中氧化变色的结果。而且油脂会滋长细菌。引起毛孔粗大的原因，如不重视，往往会发展成痤疮。

光疗首推 IPL（书末彩图 59）。治疗时受术者要有强烈的刺痛感，皮肤微微发红效佳。注意光疗的同时要消除毛孔粗大的诱因。

一、痤疮

痤疮（acne vulgaris）俗称青春痘、粉刺、面疱、酒刺、暗疮等，是由多种原因引起的一种慢性毛囊皮脂腺炎症。好发于面、背、胸等富含皮脂腺的部位（书末彩图 60），各年龄段人群均可患病，以青年人群发病率为高，发病率 70%～87%，具有一定的损容性，对患者的心理和社交影响大。痤疮的发病主要与雄激素过多、皮脂腺功能亢进、毛囊皮脂腺导管角化堵塞、痤疮丙酸杆菌感染四大原因有关。

【发病机制】人体皮脂腺的发育与皮脂分泌直接受雄性激素的支配，青春期雄性水平显著提高，刺激皮脂腺，使皮脂分泌功能异常活跃，使皮肤油光发亮，毛囊口也随之扩大，由于毛囊皮脂腺导管或毛囊口的角化堵塞，过多的皮脂不能及时排出，淤积在毛囊内形成脂栓，即所谓粉刺。痤疮棒状杆菌所产生的溶脂酶、蛋白分解酶及透明质酸酶可分解皮脂中的三酸甘油酯，成为游离脂肪酸，它能破坏毛囊壁，使毛囊内含物进入和刺激真皮及毛囊周围组织，引起毛囊皮脂腺周围炎症反应，导致一系列痤疮症状。

中医学称"肺风粉刺"，面鼻及胸背属肺，常由肺经风热阻于肌肤所致；或因过食肥甘、油腻、辛辣食物，脾胃蕴热，湿热内生，熏蒸于面而成；或因青春之体、血气方刚，阳热上升，与风寒相搏，郁阻肌肤所致。中医学认为，肾阴不足，肺热、胃热、血热常致痘生。常常光疗配以"枇杷清热饮加减"、中成药"六神丸"、"一清胶囊"等有明显疗效。此外痰瘀互结，冲任不调等原因也会导致一些痘痘的出现。一些患者在30—40岁，甚至更年期暴发，且多在下颌处反复发作，与月经呈正相关，此乃宫寒所致。配以"艾叶"泡脚疗效明显。艾叶50g煮水，月经前每天1次，月经期隔天1次，1～3个疗程。

【分类】粉刺型、丘疹型、脓疱型、囊肿型、结节型、萎缩型、聚合型、恶病质型。非炎症性皮损有黑头粉刺（开放性粉刺）和白头粉刺（闭合性粉刺），其余为炎症性。

国际改良分类法根据痤疮皮损性质及严重程度将痤疮分为三度4级。

Ⅰ级（轻度）：仅有粉刺。

Ⅱ级（中度）：粉刺、炎性丘疹。

Ⅲ级（中度）：粉刺、炎性丘疹、脓疱。

Ⅳ级（重度）：粉刺、炎性丘疹、脓疱、结节、囊肿、瘢痕。

【治疗】随着人们对药物治疗不良反应的关注（抗生素的耐药性、肝/肾毒性，维A酸的致畸性），使得传统治疗方法应用受限。对于不能耐受药物治疗或不愿接受药物治疗的患者，物理治疗是最好的选择。

光疗法包括LED（蓝光、红光、黄光）、IPL、激光等。

痤疮丙酸杆菌有内源性卟啉，它有两个敏感光区：粪卟啉Ⅲ对400～420nm光敏感；原卟啉Ⅳ对500～700nm光敏感。相应的光照射后可直接产生光动力效应。

1. 红、蓝、黄光成为痤疮的基础治疗，红、蓝、黄光皆为可见光，无辐射、安全有效，目前临床主要使用蓝光、红光、蓝光联合红光、红光联合5-ALA治疗痤疮。

（1）蓝光主要用于治疗轻中度痤疮；蓝光作用于皮肤浅层，迅速杀灭痤疮丙酸杆菌而起到抗菌消炎的作用，还可抑制皮脂腺的分泌，防止青春痘的复发。但鉴于它的色沉现象，以1个疗程为限。

（2）红光可穿过皮肤浅层，作用于深层纤维细胞，有一定的抗炎作用，同时还可促使细胞分泌产生胶原蛋白而加速新皮再生，缩短康复期，减少痤疮疤痕的形成，并起到祛痘印，修复疤痕的作用。

（3）红光、黄光改善细胞氧的交替功能，改变了痤疮丙酸杆菌的生存环境，激励微循环，分解色素，促进淋巴排毒。

红蓝光祛痘最大的优势就在于快。在治疗时间（20min）内没有热效应，无侵害性、无疼痛。

光动力疗法（ALA-PDT）治痤疮是近年来新兴的痤疮疗法，主要用于治疗中重度及囊肿性痤疮，具有疗程短、起效快、耐受性好等优点。治疗过程中未发现有明显的不良反应。是重度痤疮的理想疗法。

PDT 是通过使用特定波长的光激活痤疮丙酸杆菌代谢的卟啉，通过光毒性反应（产生单态氧），诱导细胞死亡以及刺激巨噬细胞释放细胞因子，作用于皮脂腺，造成皮脂腺萎缩，抑制皮脂分泌，直接杀灭痤疮丙酸杆菌等病原微生物，改善毛囊口角质形成细胞的过度角化和毛囊皮脂腺开口的阻塞，促进皮损自愈，预防或减少痤疮瘢痕，来达到治疗痤疮的目的。

ALA-PDT 常用光源有 LED（红、蓝、黄）、He-Ne 激光、半导体激光等。适合Ⅲ级和Ⅳ级痤疮，特别是伴有脂肪肝、肝功能损害或高脂血症的痤疮患者。术后需避光 48h，以免产生光毒反应。轻、中度皮损患者可不用光敏剂。

2. IPL 技术的波段包含了痤疮丙酸杆菌的两个敏感区，且作用强度比 LED 大，联合 LED 治疗效佳。

3．激光：当下主要用激光治疗炎症性痤疮及痤疮疤痕。因为激光波长单一，治疗的针对性更强，可根据不同的需要，选择相应的激光。

（1）He-Ne 激光：30mW，15～20min，每天 1 次，10 次为 1 个疗程。PDT 为 120mW。

（2）LED/ 光动力（PDT）疗法：①单纯蓝光（415nm，1～2mm，48J/cm²）。②单纯红光（630nm，6mm，126J/cm²）。③蓝光 + 红光交替；④红光 +20%5-ALA。每周 1～5 次，每次 20min，4～15 次为 1 个疗程。适合治疗各种类型的痤疮。治疗过程中有轻微的瘙痒，治疗后部分患者出现轻微脱屑，未发现有明显的不良反应。临床证明可不同程度地抑制皮脂分泌、减少粉刺和炎性皮损数量、促进组织修复。痤疮清除率为 82%。

（3）IPL/E 光：3～4 天 1 次，8～10 次为 1 个疗程。消炎散结祛痘印效果较好，另外还有调节和抑制皮脂腺功能，从而改善油性皮肤。适合治疗丘疹型痤疮、粉刺型痤疮和新鲜的痘坑。丘疹型和脓疱型一次治疗可重复 2～3 遍；治痤疮印受术者要有强烈的刺痛感（承受范围内），术后几分钟后有色素加深现象，3～7d 后慢慢减淡，色素 1～3 次可消失。多数受术者丘疹、脓疱术后次日红疹消失，并有油脂浮出，7d 左右消失。联合 LED 照射效果叠加。

（4）595nm 激光：光斑直径 7mm，能量密度 8～9J/cm²，脉宽 6ms；585nm 激光：5mm，3J/cm²，0.35ms。适合丘疹型痤疮和新鲜痘坑及痘印的消退。

（5）1320nm Nd:YAG 激光、1450nm 激光、1540nmEr:YAG 激光：减少皮脂腺，治疗瘢痕，常用于痤疮炎症性皮损。根据皮损炎症程度选择适当的能量密度及脉宽，4～8 个治疗周期，每次间隔 2～4 周。

（6）非剥脱性点阵激光（1440nm、1540nm、1550nm）和剥脱性点阵激光（2940nm、10600nm）：适合治疗凹陷性、萎缩性痘坑和改善真皮层缺水状态。

（7）连续性或超脉冲 CO_2 激光：适合囊肿型痤疮的切排及结节的切除。

4．光疗作用

（1）直接杀灭痤疮丙酸杆菌、白色葡萄球菌、马拉色菌。

（2）抑制皮脂腺分泌，控油。

（3）较强的抗炎和调节免疫作用。

（4）作用于角质形成细胞减少毛囊阻塞，促进成纤维细胞的有序排列而促进组织修复。

5．注意事项

（1）疗效不好的原因多为患者看到症状明显好转即自行停止治疗，或不按时治疗，导致治疗不充分。

（2）不良生活习惯（如熬夜、饮食不注意等）导致复发。

（3）不要挤压或挖皮损而导致炎症扩大。

（4）正确使用化妆品。

（一）粉刺型痤疮

粉刺型痤疮是痤疮的基本皮损，初发者有白头和黑头粉刺两种（书末彩图61）。属于非炎症性痘痘。

表现为平坦的或略隆起的丘疹，中央为扩张开口，充满了可挤出的黑变的角蛋白（也称硬脂栓），称"开放性粉刺"或"黑头"，较易治疗。

"闭合性粉刺"又称"白头粉刺"，通常为 1mm 大小的淡黄色丘疹，开口不明显，不易挤出，不红不痛，潜伏易暴发。也有一些脱唇毛者 IPL 术后呈现白头粉刺状，多在几天后自行消失，也可弱光照射或 IPL 促其消失（书末彩图62）。

1. 病因　荷尔蒙分泌失调（即雄激素偏高）导致的毛囊过度角化造成的毛囊堵塞。

2. 光疗　首选 IPL 560 ～ 1200nm，2 脉冲，脉宽 2ms，4ms；脉冲间隔 20ms，能量 70%；2 次 / 周，消炎控油、褪黑色。联合 LED（红、黄光）照射效果叠加。

（二）丘疹型痤疮

丘疹型痤疮一般表现为初期发红后很快会化脓或者冒白头，挤出有脓血，部分丘疹再度感染，演化成丘疹痤疮性脓包，易形成凹陷性瘢痕，易留红黑痘印。

1. IPL 治疗，同粉刺型，见书末彩图 63，消炎、控油、褪红术后第二天即明显。

2. 也可采用 IPL 联合 LED 红 / 蓝 / 黄光照射（书末彩图 64、彩图 65）。

（三）脓疱型痤疮

脓疱型痤疮主要由丘疹型痤疮演变而来，快速暴发和反应较重，表现以脓疱和炎性丘疹为主，通常会留下比较明显的疤痕（图 7–1）。

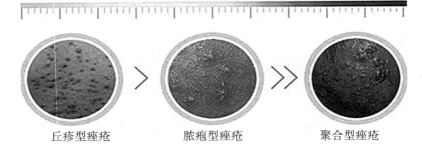

丘疹型痤疮　　　　　脓疱型痤疮　　　　　聚合型痤疮

图 7–1　脓疱型痤疮持续恶化演变过程图（从左往右）

光疗：IPL 技术配合 LED 红光，口服清热解毒中药，必要时激光切排（书末彩图 66、彩图 67）。

（四）结节型痤疮

结节型痤疮又称硬结性痤疮，为脓疱型痤疮发展成壁厚、大小不等的结节，位于真皮层和表皮层之间的皮脂腺，颜色呈淡红或暗红，一般不冒白头，质地较硬，易留凹陷、瘢痕（图 7-2）。

光疗：① UP-CO_2 激光切除（书末彩图 68）。② ALA 光动力治疗 /NIR 类（1320/1450/1064nm 等）激光。

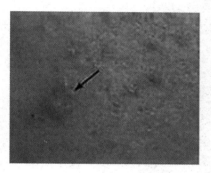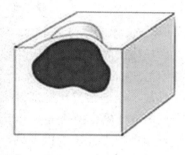

图 7-2　结节型痤疮

（五）囊肿型痤疮

囊肿型痤疮一般由结节型痤疮转化而来，表现为大小不等的皮脂腺囊肿内含有带血的黏稠脓液，破溃后可形成窦道及瘢痕（图 7-3）。

光疗：① LED 红光照射（蓝光无效）。② ALA 光动力治疗，糜蛋白酶注射治疗，或 UP-CO_2 激光引流治疗。③ 1565nm 点阵激光后立即 ALA 光动力治疗，必要时激光切排（注意将囊袋整体取出，见书末彩图 69）。

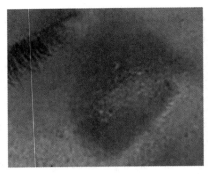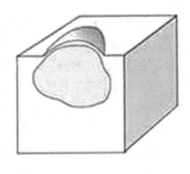

图 7-3　囊肿型痤疮

（六）中重度痤疮

丘疹或脓疱型痤疮破坏腺体而形成凹坑状萎缩性瘢痕者称萎缩型痤疮。

数个痤疮结节在深部聚集融合，有红肿颜色青紫，称为融合型痤疮或聚合型痤疮（书末彩图 70）。

超重型青春痘虽极少见，但却相当严重；损害为紫红色丘疹、脓疱或结节，黑头粉刺不多，经久不愈；多并发于贫血、结核或其他全身性疾病，称恶病质型痤疮。

治疗方法：光动力疗法，2~5 次为 1 个疗程，每疗程间隔时间 10~20d。效果佳（书末彩图 71、彩图 72）。

（七）痤疮瘢痕

当痤疮（发炎、感染）累及真皮网状层甚至以下，同时毛囊皮脂腺单位遭到严重破坏时，就会遗留瘢痕（书末彩图 73 至彩图 75）。好发于面、背、颈部。

具体包括：①表浅的斑疹样瘢痕；②扁平瘢痕；③凹陷性瘢痕；④萎缩性瘢痕：冰锥样、起伏样、货车车厢样；⑤增生性瘢痕和瘢痕疙瘩；⑥桥状瘢痕。

附　瘢痕修复

哈佛大学 Rox. Andson 教授提出的"Remodeling"，即重塑作用，认为嫩肤和瘢痕修复都是重塑。现在激光专家认为是组织的再生修复。

瘢痕是人体创伤修复过程中的产物，是真皮组织损伤后异常修复的结果，人体只有在羊水环境下才能实现无疤愈合（细胞愈合），而离开母体后，则是以瘢痕愈合（纤维愈合）的形式修复创伤。即便是三度烧伤，也还是有一些再生的器官，如毛囊、汗腺、皮脂腺等残留，这些细胞就是再生的种子细胞，整个受伤的创面在湿性环境下有利于干细胞的分化增殖和创面的愈合。临床病理检查，发现瘢痕里的干细胞有阳性表达，即瘢痕不是"垃圾"，还是有再生能力。

瘢痕的病理特征：成纤维细胞的过度增生，胶原合成增加，胶原降解受限造成胶原在细胞基质中过度沉积，Ⅰ/Ⅲ型胶原比例失调。

（一）凹陷性瘢痕

1. 特征　简单的凹陷性瘢痕仅是线状瘢痕及其区域的低陷，广泛的凹陷性瘢痕则可合并皮下组织、肌肉或骨骼组织的缺损。

2. 光疗　首选 CO_2 点阵激光，能量密度 $175 \sim 200mJ$，频率 $30 \sim 40Hz$，间隔 $0.3s$（书末彩图76、彩图77）。极细线状瘢痕疗效不理想时 Er:YAG 激光点阵。

CO_2 点阵激光对瘢痕的组织学变化的影响如下。

（1）造成瘢痕内成纤维细胞凋亡增加。

（2）改变瘢痕中Ⅰ/Ⅲ型胶原的比值。

（3）分解包绕瘢痕胶原的硫酸软骨素，胶原酶得以作用于瘢痕胶原，导致瘢痕胶原降解。

（4）快速降低瘢痕中 VEGF 的表达，促进瘢痕的生理性修

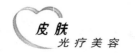

复和减少瘢痕的复发可能。

（二）增生性瘢痕

1. **临床表现** 早期局部组织增厚，高出体表，外形不规则，表面呈红色，自觉局部痒痛。一般伤后 1 个月发展最快，6 个月开始消退，部分患者可在 1～2 年才进入成熟期，痒痛减轻，充血消退，瘢痕变软、平，基底松动，色转淡。大面积增生性瘢痕肥厚而硬，但其与深部组织不粘连，可以推动，持续数月加压治疗效果好；切除后不复发。

2. **治疗原则** 一般待其自然萎缩，但发生于手背、手腕、颈，各关节部位的大片增生性瘢痕影响关节功能，及面部需早期手术。

3. **光疗** 由于增生性瘢痕早期含有大量毛细血管，微循环灌注过度，瘢痕外表呈鲜红色，激光的选择性光热作用疗效很好。

（1）585nm 激光：合适参数设定以单个脉冲发射后瘢痕呈灰白色，少许水肿为度。1～2 个月 1 次，4～5 次。88% 患者改善，20% 患者痊愈。

（2）IPL：560～1200nm，2 脉冲，首脉宽 2ms、子脉宽 4ms，脉冲间隔 20ms，70% 能量，3 周 1 次。对于小面积表皮修复后红色增生性瘢痕为首选。

对于瘢痕较厚且红色消退者，可在伤后 6～12 个月瘢痕稳定期使用连续输出的 CO_2 激光切除，术后 1 个月内及时回访，痂皮脱落后红肿明显时 585nm 激光或 IPL 修复（书末彩图 78）。

（三）挛缩性瘢痕

长期挛缩可影响骨骼、肌肉、血管、神经等的发育。

1. **临床特征** 常因挛缩造成外翻、粘连致爪形手及各关节的屈侧或伸侧挛缩畸形等，其中在关节屈面的条索状瘢痕挛缩，可成蹼状。

2. 治疗　"Z"成形手术修复，或瘢痕松解（书末彩图79）。

（四）瘢痕疙瘩

瘢痕疙瘩（cheloid）又称蟹足肿，希腊语意为病变像蟹爪一样横向生长于正常皮肤上的一种纤维组织肿瘤，主要发生于6—35岁，女性多于男性，公认为有家族倾向性，家系瘢痕疙瘩因痤疮皮损而自发发病为主。好发于身体上半部，如头、颈、胸、肩、上臂。

瘢痕疙瘩在人体部位有明显的区域易感性：①胸部、肩部、耳垂、上臂和颏部为最易受感区；②耳、三角肌区、面部胡须区、颈部为中度易感区；③腹部、前臂、面部其他部位为轻度易感区。皮肤非常松弛的部位少见。

瘢痕疙瘩分类：蘑菇形、蟹足形、蝴蝶形。

Darzi（1992年）确定了瘢痕疙瘩的诊断标准：①向周围侵犯生长超出原损伤范围；②病程超过9个月仍不能自发消退；③外科手术切除后复发。

1. 临床特征　①肿块隆起于皮肤表面、坚硬、表面光滑发亮、界限欠规则；②病变可以超过原始损伤边缘，向周围正常组织发生浸润，呈蟹足状生长；③具有持续性生长、发红、痛痒等临床症状，无自愈倾向，不能自行消退；④单纯手术切除后极易复发，且复发范围可超过原瘢痕范围；⑤病理学检查证实瘢痕疙瘩组织内有胶原及基质成分大量沉积，成纤维细胞很多，并有分裂象（书末彩图80）。

2. 治疗　较多地借鉴了肿瘤的治疗方法，并取得良好效果，主要有药物治疗、放射治疗、手术治疗、综合治疗、基因和细胞因子治疗。目前主要采取手术为主的综合治疗。

（1）药物疗法：①5-FU：利多卡因：皮质激素（曲安奈德、曲安西龙、康宁克通、得宝松、泼尼松龙、复方倍他米松、确炎舒松等）瘢痕下分点注射，比例为0.1ml∶0.3ml∶0.3ml（面部不用5-FU），每点0.3ml（≤1ml），浸润范围直径0.5～1.0cm，间距0.5～1.0cm，用5号皮试针头注射，注射时药液必须注入瘢痕内（会有很大的阻力感，甚至于有漏液现象），以瘢痕表面变苍白色为佳。剂量以曲安奈德为例，一次最大不得超过120mg。2～5次。②内服清热解毒、活血化瘀中草药或成药，如穿心莲片等。

（2）光疗：①对于面积较大的瘢痕疙瘩，采用连续输出的CO_2激光（功率5～30W）切除，术后加压包扎，术后24～48h进行放疗。对于没有放疗条件的医疗机构，及时回访，痂皮脱落后一旦有轻微红肿，及时585nm激光或IPL祛血管扩张模式。通常2个脉冲，首脉宽2ms、子脉宽4ms，脉冲间隔20ms，70%能量，1～3周1次。必要时联合药物注射。②对于顽固性瘢痕（反复复发），可在术前麻醉时加入糖皮质激素，其他同①（书末彩图81）。

（五）萎缩性瘢痕（不稳定瘢痕）

常发生于面积较大，深达脂肪层的三度烧伤和慢性溃疡愈合后。

1. 特征　瘢痕组织很薄，表面平坦，色素减退，质地坚硬，局部血液循环极差，呈淡红色或白色，浅表仅覆盖一层萎缩的上皮细胞，易受外力作用而出现破裂溃疡，经久不愈，或时愈时好，晚期有发生恶变可能。其具有很大的收缩性，常牵拉周围组织造成严重的功能障碍（书末彩图82）。

2. 光疗　UP-CO_2点阵激光、IPL综合治疗（书末彩图83）。

（六）瘢痕癌变

多发生于不稳定瘢痕，尤其是瘢痕破溃，经久不愈时。也可发生于放射性溃疡、慢性骨髓炎窦道的瘢痕组织，发生恶变的时间短者3个月，长者60年。

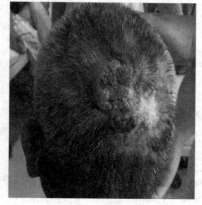

图7-4　瘢痕癌变

特征：好发于中老年下肢，也可见于躯干等部位；瘢痕癌前一般都有较长的慢性溃疡和奇痒的症状，病程缓慢；瘢痕癌变后多不发生扩散转移；组织学检查多为鳞状细胞癌，少数为基底细胞癌（图7-4）。

治疗：对慢性不愈合的溃疡早期多部位切除并病理检查，以防其癌变。瘢痕癌变一旦确诊，及早手术切除，必要时配合放、化疗。

二、酒渣鼻

酒渣鼻是一种发生于面部中央部分的红斑和毛细血管扩张性疾病，伴发丘疹、脓疱、皮脂腺过度增生肥大及毛细血管扩张损害等，这些病理改变主要累及真皮浅层。

光疗：光疗的同时祛除病因。

（1）毛细血管扩张型：IPL（3周一次）或585nm激光（2个月一次，1～5次）凝固或980nm激光消融（1～3次），见书末彩图84、彩图85。

（2）鼻赘呈集簇性散在分布：常规消毒、局部麻醉，连续输出的CO_2激光5～10W汽化、炭化增生组织，凝固扩张的毛细血管。

（3）融合性鼻赘：常规消毒、麻醉，连续输出的CO_2激光

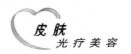

划痕（划间距为 1～1.5mm 的方格，深度 0.5～1.2mm 以切断扩张的毛细血管及切透增殖的皮脂腺及结缔组织）。术后每日或隔日换药一次，一般 7～10d 创面结痂愈合，创面色泽变化同常规外伤。

三、毛发相关疾病

毛发的生长和替换是有周期性的，一般分三个阶段（图 7–5）。

（1）生长期：毛母质细胞快速分裂，此期毛囊黑色素最多。毛发形状完整。

（2）退行期：毛球缺少或无黑色素，毛根缺损。

（3）静止期：毛球缺少或无黑色素，毛根缺损。

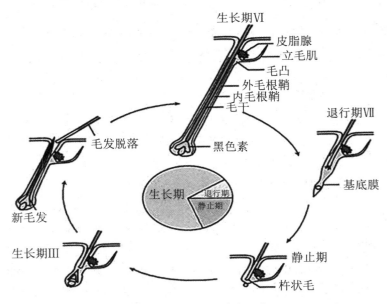

图 7–5　正常毛发生长周期

（一）头发脱落

头发的特点有如下几点。

①男性比女性长得快、比女性密。

②每天洗头并不会引起脱发（每天脱发少于 100 根为正常生理脱发）。

③老年人头发生长速度会减慢，数量会减少。

④头发分叉并不能被修复，预防才是关键。

⑤湿头发比较受损伤，尽量不要揉搓。

⑥肠伤寒、系统性红斑狼疮、黏液性水肿、腺垂体功能减退、过量放射线照射及某些抗癌药可致毛发脱落。脱发的原因多与体质有关，中医学认为发为"血之余，肾之华"；饮食（肥腻辛辣）、情志的不合理也会造成脱发现象；另外，遗传也有极大关系。

脱发分以下两类。

①暂时性脱发：大多是由于各种原因使毛囊血液供应减少，或者局部神经调节功能发生障碍，以致毛囊营养不良，但无毛囊结构破坏，所以经过治疗新发还可再生，并恢复原状。

②永久脱发：因各种病变造成毛囊结构破坏，导致新发不能再生。

1. 斑秃　又名"鬼剃头"，是一种突然发生的非炎症性、非瘢痕性的局限性片状脱发，一般无自觉症状，可发生于全身任何长毛部位（图 7-6）。若头发全部脱落称全秃（alopecia totalis），全身毛发均脱落则称普秃（alopecia

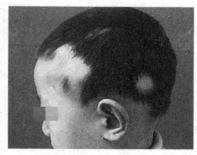

图 7-6　斑秃

universalis）。

（1）病因

①遗传过敏：10%～20%的病例有家族史。

②精神因素：焦虑、悲伤、精神紧张。

③免疫因素：如甲状腺疾病、白癜风等。

④局部毛囊血液供应减少。

（2）光疗：He-Ne激光、半导体激光、LED病灶局部照射和颈部照射，5～30MW，10min×10次，1～3个疗程。（有患者在进行促进局部供血的相关治疗的同时，照射1～3次即可肉眼看见细小软毛。）

2. 雄性激素源性脱发又称早秃、谢顶、脂溢性脱发。可能与遗传和雄激素的影响有关（脂溢性皮炎常有不规则脱发以头顶部明显），是一种常染色体显性遗传（图7-7），有的可能合并真菌感染。

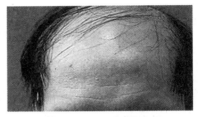

图7-7 早秃

雄性激素源性脱发可影响身心健康，包括自信心、工作、生活、婚姻、社交等。

99%患者认为是由分泌过多油脂引起（同痤疮病因），睾酮是脱发的直接原因，DHT（双氢睾酮）进入毛囊，导致毛囊萎缩，头发越来越细，最终失去活性。女性的多囊卵巢综合征导致的脱发也是睾酮的原因。老年和妇女孕产后脱发可能是气血亏虚所致。

（1）临床表现：常在20—30岁开始出现脱发。一般从前额及颞部两侧开始，前发际线逐渐向后退缩，头顶部头发逐渐脱落。

（2）药物治疗

①口服"非那雄胺"，1mg/d。

②中药：小剂量复方丹参片，每次 2 片，1 日 2 次，有的可服用 1 年之久。同时减少精神压力，注意合理生活方式（少熬夜、饮食不油腻）。

（3）光疗：同时注意病因的规避。

①早期（毛囊尚存），He-Ne 激光、半导体激光、LED 照射（同斑秃）。

②晚期（无毛囊）超脉冲 CO_2 激光植发：500μs，500W。

（二）多毛症

肾上腺皮质功能亢进或长期使用糖皮质激素者，毛发可异常增多。

1. 妇女多毛症的常见病因

（1）分泌雄激素的肿瘤：肾上腺肿瘤（腺瘤、腺癌、分泌 ACTH 的异位肿瘤）、卵巢肿瘤（性腺基质细胞瘤、泡膜细胞瘤、类脂瘤）。

（2）功能性雄激素过剩：肾上腺酶缺乏（先天性肾上腺增生）、库欣（Cushing）综合征、多囊卵巢疾病。

（3）泌乳素瘤。

（4）特发性妇女多毛症（即没有检测到潜在内分泌疾病的多毛女性）。

2. 临床特点　首先出现在上唇，随后是颏和颊，然后是上下肢、胸、腹、背多毛。还会有月经不规律，痤疮、秃发，阴蒂增大、声音低沉等。

3. 治疗　光学脱毛的原理基于选择性光热作用理论。人体皮肤组织中毛干内黑色素能吸收光能量，产生热量，并传递到毛囊球部的毛乳头，破坏其再生细胞而抑制毛发生长（图 7-8）。

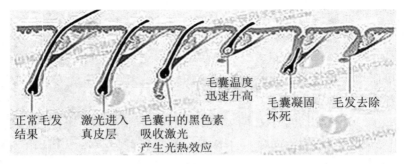

毛囊温度
迅速升高

毛囊凝固
坏死　　毛发去除

正常毛发　　激光进入　　毛囊中的黑色素
结果　　　真皮层　　　吸收激光
　　　　　　　　　　　产生光热效应

图7-8　激光脱毛原理

　　毛囊球部的毛乳头、立毛肌附着处的毛囊上皮细胞形成的凸起部位和毛干中有丰富的黑色素，这是光的靶目标。毛囊上皮细胞凸起部位大约位于表皮下1.5mm处，毛乳头位于真皮下部（表皮下3～7mm处）。要想让毛发不再生长，必须破坏毛囊的毛乳头。而毛发只有在生长期毛乳头才有黑色素，退行期、休眠期的毛发因毛乳头退化，脱掉毛干后还会长，所以，脱毛要经过多次，等退行期、休眠期的毛发进入生长期再治疗；一般3～6次，间隔约1个月。部位不同、体质不同，毛发的生长周期不同，脱毛的次数不同（表7-1），如发际1～3次，腋毛3～5次，男性胡须10次左右，间隔时间也不同。

　　（1）脱毛设备：有多种波长（630～1064nm）激光和强脉冲光设备用于临床。

　　①长脉宽694nm激光（10/20mm，3ms，10～40J/cm²）。

　　②755nm激光（脉宽5～40ms，50J/cm²）。

　　③800nm激光（脉宽5～400ms，10～60J/cm²，手具前端配有接触式冷却系统，称"冰点脱毛"，治疗时基本无痛感）。

　　④1064nm激光（脉宽20～200ms，60～100J/cm²）。

表 7-1 不同部位毛囊的生长周期

部位	静止期 %	生长期 %	静止期时间（个月）	生长期时间	毛囊密度（个/cm²）	毛囊深度（mm）
头皮	15	85	3～4	2～6年	350	3.0～5.0
胡须	30	70	2～3	1年	500	2.0～4.0
上唇	35	65	1.5	4个月	500	1.0～2.5
腋下	70	30	3.0	4个月	65	3.5～4.5
躯干	70	30	2.5	NA	70	2.0～4.5
乳房	70	30	3.0	NA	70	
会阴	70	30	2.5	4个月	70	3.5～4.5
上肢	80	20	2～4	1年	80	
腿部	80	20	3～6	4个月	60	2.5～4.0

⑤E光（E光对浅色毛也有效）或 IPL（650nm～1200nm），治疗时刺痛感明显，毛囊口有微微发红，略微伴有烧焦味（常规脱毛前留约 1mm 毛干）。

（2）光学脱毛过程：①拍照留档；②备皮（激光脱毛前刮毛、IPL 脱毛前剪毛）；③涂冷凝胶（干脱不涂冷凝胶）；④脱毛测试；⑤正式脱毛；⑥清洁冷敷。

（3）光学脱毛的疗效：毛发减少、毛发变细、毛发再生迟缓、毛发色泽变浅。

（4）光学脱毛的终点判断：术后即刻皮肤呈橘皮样外观（图 7-9）。

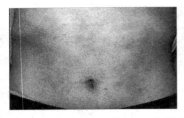

图 7-9　光学脱毛的终点判断

（5）疗效：肤色较浅、毛发色黑且较粗壮者效佳，对比，见书末彩图 86。

（6）注意事项：①肤色比毛发深者术后易出现热反应，所以应先退色后脱毛。②术后不要捂着，如脱唇毛后不要戴口罩、私密处脱毛后不要穿紧身衣、脱腿毛后不要穿弹力袜。

4. 有关脱毛的几个问题

（1）我能做脱毛吗？

答：遗传性多毛症适合。内分泌紊乱导致的多毛症不易脱净，应治疗原发疾病。

（2）什么季节适合脱毛？

答：光疗脱毛无伤口、不需要恢复期，任何时间都可进行。

（3）光疗脱毛疼不疼？

答：疼痛感与仪器的差异、个人耐受程度、医生的操作手法和对机器能量的选择调控有关。相对来说，"冰点无痛脱毛"疼痛小些。

（4）脱毛后皮肤的反应？

答：接受治疗后，可能毛囊微微突起或微微发红，并有轻微的热刺感，这种反应在几小时后会消失，治疗无创。

（5）脱毛后会不会影响出汗？

答：不会。脱毛是对毛囊生长细胞的破坏，不会影响汗腺。

第8章
CHAPTER 8
良性皮肤增生性疾病及治疗

一、脂溢性角化

脂溢性角化（seborrheic keratosis）又称老年斑、寿斑，皮损有增生也称老年疣（senile wart）、基底细胞乳头状瘤（basal cell papilloma）。是一种良性表皮角质形成细胞肿瘤。是由于皮肤及体内色素、脂质代谢缓慢而造成。

【临床表现】

1. 好发于老年，男性多见。

2. 好发于面部（尤其是颞、颊）、手背、躯干、上肢及任何部位。

3. 皮损呈褐色或黑色境界清楚的斑片，表面干燥、粗糙、无光泽，逐渐增大，可逐渐形成一层油脂性厚痂（病理显示深度不越过真皮乳头层）或凹陷。常多发。

4. 病程缓慢，无自愈倾向。

【治疗】笔者认为此病与日晒和肝胆的健康相关，体质调理可加强光疗效果。

1. 强激光汽化和炭化　首选超脉冲 CO_2 激光，无须麻醉，术中 0.9% 氯化钠棉签擦掉炭化层，术后涂美宝湿润烧伤膏，术后 3～4 周 IPL/E 光处理浅层瘢痕和色素沉着，见书末彩图 87。

2. Nd：YAG 调 Q 激光（针对有或无角化症状的老年疣、

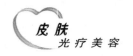

凹陷的老年斑）、IPL 或 E 光（针对无角化症状的老年斑），见书末彩图 88 至彩图 90。

二、汗管瘤

汗管瘤（syringoma）又称管状汗腺瘤（syringo-hidradenoma）、汗腺囊瘤（syringocystoma）、汗管囊腺瘤（syringocystadenoma）、疹性汗腺瘤（hidroadenomaeruptiva）。是表皮内小汗腺导管的一种腺瘤。为向小汗腺末端导管分化的一种错构瘤，系小汗腺酶活性增强，小汗腺表面内导管过度分化所致，部分有家族史。

【临床表现】

1．成年女性多见，青春期、妊娠、月经期加重。

2．好发于下眼睑、额部，少见于胸、腹、四肢及女阴部。

3．皮疹为粟粒及绿豆大小，稍高于皮面，呈正常肤色或浅褐色半球形扁平丘疹，表面常有蜡样光泽，多发不融合但成片，对称分布，手指触感不明显。

4．多无自觉症状，少数病例出汗时有痒感，女阴部常有巨痒。

5．很少自行消退。透明细胞汗管瘤可能与糖尿病相关。

【治疗】

1．光疗　强激光（首选超脉冲 CO_2 激光）汽化、炭化，术后色沉和瘢痕择机 IPL 或调 Q 激光修复（书末彩图 91）。

2．术后防复发

（1）补充维生素、矿物质。

（2）应用清热解毒、散结化瘀、凉血止痒药物、食物。

（3）少油腻饮食。

三、粟丘疹

粟丘疹（milium）也称"白色痤疮"（acne alba）、"脂肪

粒"，是一种在皮肤上约针头至米粒般大小的乳白色或黄色皮脂样囊肿（即小白疙瘩，顶尖圆的坚实丘疹，上覆以极薄表皮）。可发生于任何年龄、性别，也见于新生儿。一般在脸上，特别是女性眼周（书末彩图92），也可发生于生殖器。注意与汗管瘤的鉴别：粟丘疹手指触感明显，皮疹散在，皮损内有脂质。

【临床分型】

1．原发型　与遗传有关，由新生儿未发育的皮脂腺形成，可自然消退。

2．继发型　常继发于外伤、某些皮肤病及炎症损伤后；是汗管受损而皮肤在自行修复过程中形成，或皮脂腺口被角质覆盖所致的潴留性囊肿。可持续数年，最后自然脱落。

【病因】

1．身体内分泌失调，油脂分泌过盛，同时皮肤得不到及时彻底清洗致毛孔堵塞而突起。

2．长期食物油腻、化妆品太油导致的营养过剩，祛角质等使皮肤受伤而继发。

3．局部皮肤干燥、疲劳。

4．中医认为是痰湿（即中焦虚弱难以代谢脂肪）。

【治疗】首选 IPL 或 E 光（嫩肤模式），必要时 UP–CO_2 激光切除（颧骨附近小心激惹黄褐斑，术后 3～4 周 IPL 修复色沉和瘢痕）。

四、睑黄瘤

睑黄瘤（xanthelasma）是皮肤或肌腱有黄色或橙色斑块或结节，长在眼睑处称睑黄瘤，最常见的是睑黄瘤（书末彩图93A），提示有家族性高胆固醇血症。

【临床表现】中年女性多见，尤其是有肝胆疾病者，也可见于心血管疾病。

【治疗】光疗 UP–CO$_2$ 激光汽化、炭化。因为局部皮肤太薄，治疗过深会致瘢痕，因而不能将脂质层完全除掉，轻度扫描炭化一层即可。病因不除可复发（书末彩图 93B）。

五、皮赘

皮赘（Cutaneous tags）又称软纤维瘤（soft fibroma）、软瘊（achondroin），是有蒂的良性肿瘤（书末彩图 94）。

【临床表现】

1. 多发于中老年，无自觉症状。

2. 呈正常肤色，针尖至黄豆大小，有蒂、柔软。

3. 分多发性和孤立性。

（1）多发性好发于颈部、腋窝，皮损为小而有沟纹的丘疹，可呈丝状增长的柔软突起。

（2）孤立性好发于躯干下部，为单个有蒂息肉样突起。

【治疗】光疗，强激光从根部切割。

六、疣

疣（verruca，warts）是人类乳头瘤病毒（HPV）引起的皮肤、黏膜新生物，包括寻常疣、扁平疣、跖疣、尖锐湿疣。具有传染性。

【治疗】首选光疗。

1. 强激光（首选 CO$_2$）汽化、炭化至疣体根部消失。

2. 光动力疗法（祛除角化层后再涂 20%ALA 乳膏光疗），此方法根治率高。

（一）寻常疣

寻常疣（verruca vulgaris）俗称"瘊子""刺瘊"等。

初起为针尖大小、光滑、发亮、半透明的角质丘疹，逐渐增大成肤色或棕灰色粗糙隆起，顶端轻度角化成刺状（书末彩图 95）。

丝状疣（filiform warts）是寻常疣的特殊类型，呈单条细丝状突起（约＜1cm），多发，好发于颈、眼睑、腋下。夏季流汗多，是高发季节，而且极易传染（书末彩图 96）。

（二）扁平疣

扁平疣（verruca plana）好发于青年、儿童。呈米粒至绿豆大扁平丘疹，初起为肤色（新鲜的），渐变为褐色（陈旧型，书末彩图 97）。夏季多发，可自体传染和异体传染，而且偏爱人体暴露部位，成群的扁平疣很伤"面子"。癌变率在疣中排第三。注意与汗管瘤、粟丘疹的鉴别。

治疗方法如下。

1．陈旧型扁平疣 UP–CO_2 激光汽化、炭化即可。

2．新鲜的扁平疣采用免疫疗法以防复发。皮下埋植法，常规消毒，取 1、2 个疣体生理盐水冲洗后埋植于肩三角肌或腋下皮下。

（三）跖疣

跖疣（verryca plantaris）为足跖部及足跟部的寻常疣，多5—6 岁后发病，常有纵向压痛。注意与鸡眼的鉴别诊断（书末彩图 98）。治疗见寻常疣。

（四）鸡眼

鸡眼（clavus）是皮肤因受挤压摩擦而形成的圆锥形角质增生物，圆锥尖端向体内。病损常发生于足底及脚趾。有明显横向挤压痛（书末彩图 99）。治疗见寻常疣。

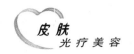
（五）尖锐湿疣

尖锐湿疣（condyloma acuminatum）为最常见的性传播疾病之一，由人乳头瘤病毒感染引起，发生于内、外生殖器及肛门附近的黏膜或皮肤黏膜交界处。多发于青壮年，潜伏期 1～8 个月，平均 3 个月。癌变率在疣中排第二（疣状表皮发育不良癌变率第一）。

1. 临床表现　初起为针尖大小、散在、淡红色乳头状疣，逐渐增大或相互融合，形成菜花样柔软团块，表面湿润，粉红、暗红或污灰色，或感染溃烂（书末彩图 100）。常合并细菌、病毒感染，或有分泌物或恶臭。

2. 治疗　光疗优势为无须缝合、无出血。

（1）连续输出 CO_2 激光 25～30W 或光纤输出 Nd：YAG 激光汽化、炭化至疣体基底部，1～3 次（每次间隔 1 个月，面积大者可分次切割），多配合口服或注射抗病毒药物和免疫调节剂防复发。术前常规麻醉、消毒，术后抗感染。孕妇术前术中静脉滴注止血药。

（2）光动力疗法。

七、皮角

皮角（cutaneous horn）是一种锥形角质增生性损害，状似兽角，角化柱高度大于横径（书末彩图 101），属癌前病变。

治疗为强激光完整切除，并送病检。

八、毛囊角化病

毛囊角化病好发于毛囊多的部位的小丘疹，常对称分布，丘疹顶端覆以油腻性痂皮或糠状鳞屑。针尖或芝麻大小，初期为正常肤色，逐渐增大融合成不规则的疣状斑块，呈褐色、咖啡色或深褐色（书末彩图102）。发病于20—30岁，有遗传性，夏季加重，患者对热敏感。无自觉症状，但有些病变有自愈倾向。随年龄增大病情可逐渐加重。

治疗为IPL嫩肤模式，涂尿素乳膏，口服补充维生素A、维生素E、B族维生素。因维生素A不能久服，故补充富含胡萝卜素的蔬菜。

九、皮脂腺痣

皮脂腺痣（nevus sebaceous）又名先天性皮脂腺增生（congenital sebaceous gland hyperplasia）、皮脂腺错构瘤（sebaceous gland hamartoma）。是一种表皮、真皮及皮肤附属器所构成的器官样痣，通常以皮脂腺增生为主。另外，老年性皮脂腺痣（senilesebaceous gland nevus）又称腺瘤样皮脂腺增生（adenomatous sebaceous hyperplasia），是老年人正常皮脂腺的良性增大（书末彩图103）。

【临床表现】

1. 大多出生即有，婴儿、儿童期为局限性淡黄色光滑斑块，稍隆起，有蜡样光泽。

2. 青春期皮损增大、增高，色变深，呈结节、分瓣、疣状。

3. 成年期皮损呈疣状或乳头瘤样，质地坚硬，呈深褐色。10%～40%的患者在50—60岁有癌变的可能（基底细胞癌）。

【治疗】强激光多次切除，面积大者分期切除，术后一般留瘢痕，后期瘢痕修复。

第 9 章　强脉冲光美容

CHAPTER 9

一、概述

笔者认为，强脉冲光美容是光疗美容门诊必备的技术之一，如果与激光联合应用，常常会收到更好的效果。

【优点】

1. 操作简便，疼痛轻微，无须麻醉止痛。

2. 不破坏表皮，正常情况治疗当天即可日常护肤，不影响日常生活。但是，笔者反对术后使用功效性护肤品和过度护肤，很多人的术后皮肤变薄和黄褐斑的产生等问题，都与术后过度护理有关。

3. 擅长治疗复杂皮肤问题，即对肌肤问题的全面改善。

4. 安全性高，如操作护理得当，几乎没有不良反应。但是，操作不当也可出现红斑、水疱、色素沉着或减退、瘢痕（罕见）。

5. 可长期作为皮肤日常保养项目，笔者对连续使用10～20年的患者追踪，皮肤的色泽和质地明显好于同龄人。

就单一皮肤问题，激光的治疗效果又快又好，如祛斑和治疗毛细血管扩张。但皮肤的老化不是单一的问题，通常是由色素斑的增加、毛细血管扩张和皮肤质地改变等组成，只有同时解决这些皮肤问题，才能获得"嫩肤"的效果。

光子嫩肤（photo rejuvenation）被定义为：使用连续的强脉冲光（intense pulsed light，IPL）技术进行在低能量密度下的非剥脱方式嫩肤治疗。

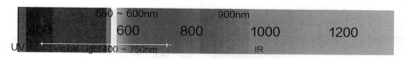

图 9–1　IPL 谱线

IPL 是多波段光谱在同一时间发出的非相干光。光波波段包括蓝色至近红外光（图 9–1，相对 IPL 来说，激光是单一光谱）。其较长的波长能使皮肤的光损伤和老化现象明显改善，较短波长可治疗皮肤色素性和血管性病变。其实，IPL 本质上和普通光（如灯光、太阳光）是一样的，只是相比太阳光，它把有害的紫外线和大部分红外线滤除了，且光的强度更高，能间歇性把光照到你的皮肤上。

美容界有许多称呼，"强光""强脉冲光""复合光""彩光""七彩光""光量子""丝柔光""午间美容""光雕""磁雕""IPL""OPT""DPL"美容等。

【技术原理】IPL 是由闪光灯产生和发射的（光源为高功率氙灯），滤波器滤除有害短波长光，筛选出连续波长的光（400～1200nm）用于治疗（图 9–2）。

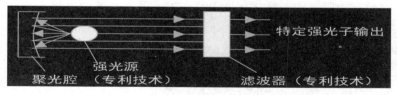

图 9–2　强脉冲光技术原理

【治疗设备】Photo DermVL，见图 9–3，用于腿部静脉曲张治疗。随着研究的深入，现已相继开发出了第二代光子机（Vasculight）、第三代光子机（Quantum）、第四代光子机

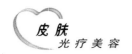
（Lumenis One）。

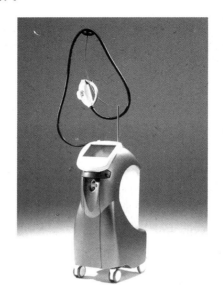

图 9-3 IPL 机

OPT 技术（optimal pulse technology，完美脉冲技术）是一种控制光子的发生、发射过程的技术，以保证光子能量的发射完全在控制之中。是优化的 IPL 技术。其实，就是更加柔和的 IPL，它是在 IPL 的基础上，把那些过高的能量给滤除了的方形波，使输出能量更均匀，减少对皮肤的刺激。目前常规光子嫩肤多是 OPT 光源。

DPL（dye pulse light，染料脉冲光）是近期开发的一种窄谱光嫩肤治疗手具，仅允许 100nm 波段（如 500～600nm，550～650nm）光通过，这种技术不但能滤过两端无效的光谱，获得我们最想要的治疗光谱波段，而且还能将两端的光谱的能量转到有效治疗光谱，使得目标波段获得最高的能量输出。如此一来，窄谱光具备了类似于激光的精准性，使其疗效提高。同时，由于无效能量的降低，治疗能量的集中，总能量没 IPL 高，这使得安全性得以提高。

目前国内、国际有许多生产厂家生产，机器外观、内置略有不同，但都有类似的光谱，光谱段都在 400～1200nm，脉冲宽度都为毫秒级，临床适应证也基本一致。就设备本身而言，主要由电路（电源）、计算机控制系统、光路（治疗头）组成。

IPL Quantum 治疗头（图 9–4）目前有双层宝石头、宝石切换、插片三类，笔者倾向于双层宝石头，根据笔者二十年使用多款机器的体会，这款治疗头在多方面具有优势：①施术者（左、右）单手、双手操作都方便；②治疗头与受术者身体解剖结构贴合度符合人机工程学；③光导管冷凝效果较好。

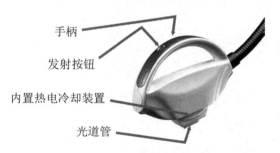

手柄

发射按钮

内置热电冷却装置

光道管

图 9–4　IPL Quantum 治疗头

IPL Quantum 过滤膜片（滤光片）为镀膜的双层蓝宝石片，中间有 4～6℃的水循环。滤光片的功能是滤掉靠近紫外的较短波长的光，只保留滤光片标明的波长的光，以满足治疗需要（图 9–5）。保留波段有 400～1200nm、500～1200nm、530～1200nm、540～1200nm、550～1200nm、560～1200nm、640～1200nm、650～1200nm、755～1200nm 等。

治疗头保留的波段不同，光对皮肤的穿透性是不一样的，对皮肤组织的作用也存在一定的差异。如 560～1200nm 保留的短波长较多，对色素的治疗作用比较强，同时灼伤皮肤的可能性也比较大。治疗头滤过的短波长光越多，保留了长波长的光就越多，光对皮肤的穿透就越深，作用也就越深。如 755～1200nm 波段的光明显比其他波段的光穿透要深，引起色素沉着的机会少，对色素的治疗效果也差些。650～1200nm 介于其中。

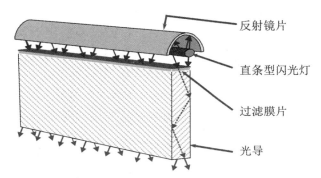

反射镜片

直条型闪光灯

过滤膜片

光导

图 9–5　**IPL Quantum 治疗头组件**

二、治疗原理

强脉冲光的作用有以下几点。

1. **净白肌肤**　强脉冲光能迅速有效分解面部色素颗粒及异常扩张的毛细血管。治疗后，你会发现，脸上的色斑变浅了，潮红消退了。肌肤告别了暗沉、哑黄。皮肤过敏也是毛细血管扩张的反应，所以 IPL 也有脱敏作用。

2. **控油抑脂，抗炎杀菌**　治疗后痤疮等炎症性损害改善明显或消失。

3. **全脸嫩肤、提升紧致**　激活皮肤中的成纤维细胞，有效刺激胶原蛋白、透明质酸（玻尿酸）的增生，使肌肤充盈紧实，弹力十足。能改善皮肤整体质量，有效改善痤疮瘢痕、皱纹、毛孔粗大、光老化。增加表皮、真皮厚度，肌肤仿佛蜕去粗糙的外壳，细腻柔滑、明亮晶莹。

4. 脱毛　没有了毛茸茸的阴影，皮肤有了光亮亮的感观。

强脉冲光的治疗原理也遵循与激光同样的治疗原理，主要有①选择性光热作用；②生物刺激作用；③光动力作用。

（一）选择性光热分解原理

IPL 虽然不是激光，但其工作原理与激光一样，同样遵循选择性光热作用原理。由于病变组织所含的色素团含量远远多于正常皮肤组织，其在吸收光之后产生的温升也高于皮肤。利用它们的温差使病变血管封闭，色素破裂、分解，从而有效地治疗病变组织，而不损伤正常组织（图9-6）。

对于大面积的点状色斑和条状血管性问题相较于激光缩短了每次的手术时间。

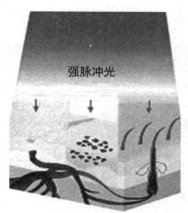

强脉冲光

图9-6　选择性光热分解原理

选择性光热分解过程为：光子透过皮肤，携带足够的能量到达靶组织；光子在表皮和真皮内吸收得非常少；靶组织吸收了足够的光子后被加热；热量使靶组织中的蛋白质凝固（血红蛋白、黑色素)并且热量向周围传导引起机械性损伤;分解的颗粒被免疫细胞清除。

1. **血管和光子之间的作用** 血红蛋白吸收光子后温度升高,向周围传导热量。血液凝固热量向血管壁传导从而破坏血管壁。能治疗深度为 3mm 内的皮肤血管扩张,如皮肤过敏、红色瘢痕增生等。

(1)治疗即刻反应:颜色变深为血液凝固;血管周围红斑或水肿为局部炎症;血管收缩为血管壁破坏。

(2)清除:血液凝集物和血管壁破坏后的残余物被免疫细胞清除(吞噬作用)。

1998 年,夏普兰公司研究认为,直径 0.05mm,深 0.3mm 的血管,580nm 光为吸收高峰,如葡萄酒色斑;直径 1mm,深 1mm 的血管,常见于腿部静脉扩张,920nm 光为吸收高峰。800～1000nm 比单一波长好(图 9-7,图 9-8)。

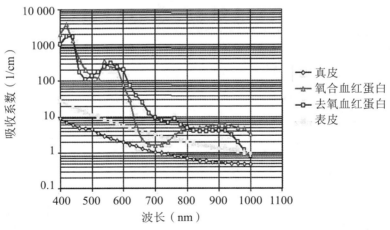

图 9-7 血红蛋白吸收曲线

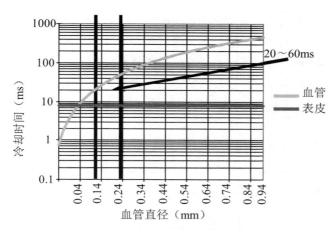

图 9-8 血管与表皮冷却时间关系

2. 光子与色素性病损之间的作用 黑色素吸收光子后温度升高向周围传导热量；黑素小体被热能和光波破坏；黑色素破裂成小颗粒，含黑色素的细胞被破坏（角朊细胞 / 黑素细胞）。

（1）治疗即刻反应：颜色变灰（即黑色素破裂扩散）；颜色变深的黑色素融合；病损周围红斑（即局部炎症）。

（2）清除：黑色素和细胞的碎粒被免疫细胞清除（有的以薄得称不上痂皮的痂皮方式排除）。

（二）生物刺激作用

作用于皮肤组织产生的光热作用和光化学作用的生物刺激，使皮肤表面深部的胶原纤维和弹力纤维重新排列，并恢复弹性，另外，血管组织的功能增强，循环改善，从而达到消除皱纹，缩小毛孔的治疗效果。

治疗后皮肤结构性改变。加热真皮层中的胶原纤维，胶原纤维收缩，使面部暂时性产生紧绷感。胶原纤维受热后变性破坏，新的胶原纤维形成，使面部持久性产生紧绷感。

皮肤的问题几乎都是源于缺水，如长皱纹、皮肤出油、毛孔粗大、长斑等，年龄越大，皮肤越缺水。胶原蛋白是皮肤细胞与细胞之间的桥，桥断了皱纹就出来了，胶原蛋白还有个结构特点就是有很多亲水基团，故胶原蛋白的恢复使皮肤的锁水能力增强、衰老的皮肤重建。这一点对黄褐斑和痤疮的治疗意义重大。

（三）光动力作用

痤疮丙酸杆菌属于厌氧菌，且具有内源性光敏物质——卟啉，其中粪卟啉Ⅲ对波长400～420nm的光敏感，原卟啉Ⅳ对波长500～700nm的光敏感。

1．强脉冲光的400～1200nm波段光可增加皮肤的含氧量，同时包含了痤疮丙酸杆菌的两个敏感区，在改变其生存环境的同时，刺激卟啉产生单态氧而杀灭痤疮丙酸杆菌，使炎症消失。

2．光热作用对皮脂腺加热，能有效改善皮脂腺功能，均衡油脂分泌。笔者临床体会，丘疹型痤疮 IPL 术后，次日原有红色隆起消退。同时对红色炎症有热凝固作用。

三、仪器技术参数

光斑尺寸：8×34mm

波长：550（500/560/650）～1200nm

能量密度：20～45J/cm²

脉冲数：1～3 个

脉冲宽度：2～9ms

脉冲间隔（延时）：14～36ms

1．*脉冲数*　是指按一次治疗头的发射按钮，治疗仪发光的次数（即脉宽的个数）。由三次脉冲切换到两次脉冲时，能量降低 20%。单脉冲能量主要集中在表皮，故多用于治疗表皮的色素性疾病。多脉冲用于治疗真皮性疾病。

2. **脉冲宽度（pulse width, T）** 简称脉宽，即每一个子脉冲持续时间，指热渗透时间，以毫秒（ms）为单位。

（1）脉宽越长，热量渗透越深，但单层皮肤分布的热量就越少。

（2）脉宽必须小于或等于靶组织的热冷却时间，这样就能够把热的破坏作用局限在靶组织内。同时脉宽必须长于表皮的热冷却时间，这样就能够让热量向周围传导以尽量减少表皮损伤。脉宽一定时，靶组织的体积和吸热时间、热弛豫时间成正比（图 9-9、图 9-10）。

（3）脉宽调整原则如下。

①皮肤越厚，病变分布越深，脉宽调长。

②延长脉宽时，可适当提高能量。

③采用三次脉冲时，中间的脉宽最长，起到缓冲的作用。

为安全起见，首脉宽 2ms、子脉宽 4ms 为起点，每次以 0.2ms 步进。

3. **脉冲延迟时间（pulsedelay，T）** 又称脉冲间隔，指子脉冲之间的时间间隔，单位为毫秒（ms）；脉冲延时越长，皮肤冷却越彻底，但过长的脉冲延时可能无法使两个子脉冲的疗效相加。一般最好在 20ms 左右。

脉冲延迟时间必须小于靶组织的 TRT，这样靶组织就能吸收尽可能多的热量。同时脉冲延迟必须等于或大于周围正常组织的 TRT，这样能让正常组织有足够的时间散热。

脉冲延时调整原则如下。

①皮肤越黑，脉冲延时调长。

②采用三次脉冲时，第一个脉冲延时略长于第二个。即：安全起见，从 36ms 开始，一般每次以 2ms 步进（14ms 止）。

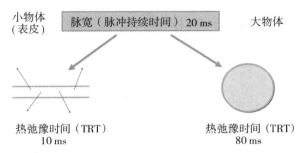

图 9–9　靶体积的热弛豫时间

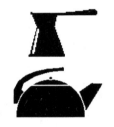

小体积 (热容量小)，代表浅表小的病损或表皮加热、冷却均快

大体积 (热容量大) 代表深部大的或颜色深的病损加热、冷却均慢

图 9–10　靶体积的吸热、散热特点

　　4. 能量密度（fluence）　又称剂量，指单位面积内热量分布的多少（J/cm²）。能量密度越大，疗效越好，但皮肤出现不良反应的可能性也会增大。

　　（1）能量密度调整原则：每次以 2～4 J/cm² 步进。

　　①皮肤越黑，越敏感，能量密度调小。

　　②皮肤反应越重，能量密度调小。

　　③由三次脉冲切换到两次脉冲时，能量降低 20%。

　　（2）脉冲类型：3 次脉冲，即开一次手柄开关，有 3 个脉宽、2 个脉冲间隔。随着脉冲数的增多，靶组织吸热增高，表皮吸热相对恒定（图 9–11）。

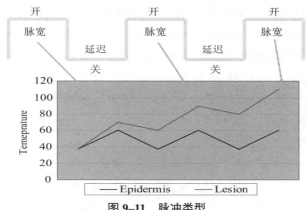

图9-11　脉冲类型

（3）脉冲模式：随着机器的消耗，光学器件会有损耗，随着治疗的进展，患者肤色会有变化，需随机调节相关参数。在表9-1中，每个波段有1～3个脉冲模式，初学者可以每个波段存储3个模式以方便操作。如400～1200nm治疗模式。

表9-1　治疗模式参数调节范围参考

波段(nm)	脉冲数	脉宽（ms）			延时（ms）		能量密度（J/cm²）
		P_1	P_2	P_3	D_1	D_2	
400～1200	1	2～4					20～50
	2（-3）	2～4	4～9	（4～9）	36～14	（36～14）	
550～1200	1	2～4					20～50
	2（-3）	2～4	4～9	（4～9）	36～14	（36～14）	
650～1200							20～50
	2（-3）	3～4	6～9	6～9	36	36	

①模式一：脉冲数1；脉宽2ms，按需要每0.2ms步进（增加）；能量密度20J/cm²，按需要每2～4 J/cm²步进（增加）。

②模式二：脉冲数 2；首脉宽 2.0ms，子脉宽 4.0ms，按需要每 0.2ms 步进（增加）；脉冲间隔 26ms，按需要每 2ms 步进（减少）；能量密度 20J/cm^2，按需要每 2～4 步进（增加）。

③模式三：脉冲数 3；首脉宽 2.0ms，子脉宽 4.2ms、4.0ms，各按需要每 0.2ms 步进，（增加）；脉冲间隔 28ms，次脉冲间隔 26ms，按需要每 2ms 步进（减少）；能量密度 20J/cm^2，按需要每 2～4 步进（增加）。

（4）不同类型皮肤的参数选择，见表 9–2。

表 9–2　不同类型皮肤的参数选择

皮肤类型		脉宽	延时	能量
肤色	皮肤黑	↓	↑	↓
	皮肤白	↑	↑	↑
厚度	皮肤厚	↑		↑
	皮肤薄	↓		↓
纹理改变程度	程度重	↑		↑
	程度轻	↓		↓
血管	血管粗	↑	↑	↑
	血管细	↓	↓	↓

5. 耦合胶　也称冷凝胶，是治疗时涂抹在皮肤与治疗头之间的物质。

冷凝胶的作用如下。

（1）在晶体和皮肤之间起光学介质作用。增加导光性，减少反光，使光束能量损失减少 50%。避免皮肤与治疗头接触时不紧密而产生的空气泡。

（2）有利于热传导，使皮肤全层温度均匀有效地冷却，需冷藏。

（3）有利于治疗头在皮肤上的滑动。

（4）有利于治疗头的清洁和保护，如果没有这层胶，表皮和毛发等物体会非常容易吸附在治疗头表面，既损伤治疗头，也容易烫伤皮肤。

四、临床应用

（一）治疗范围

1. **血管相关问题**　各种红斑（包括激光治疗后）、毛细血管扩张、红斑性痤疮、酒渣鼻、鲜红斑痣、红色增生性瘢痕等。

2. **色素相关问题**　肤色暗黄、肤色不匀、雀斑、黄褐斑、老年斑、太田痣等各种色素沉着。

3. **痤疮**　控油，抗炎祛痘，祛痘印，祛痘坑和外伤引起的瘢痕。

4. **老化相关问题**　缺乏光泽、皮肤粗糙、松弛、皱纹及毛孔粗大、毛周角化等。

5. **敏感相关问题**　激素依赖性皮炎、脂溢性皮炎、敏感肌肤等。

6. **脱毛**　对脱颜色深、质地硬的毛发，相较激光疼痛感大、效果近似。但对脱色淡质软的毛发首选 IPL 干脱（干脱即不涂耦合胶，治疗头离病灶 1～2mm。但操作不成熟易致热损伤而疼痛和色沉）。

（二）IPL 的禁忌证

1. 期望值过高，为绝对禁忌证。

2. 孕妇，并不是不良反应的问题，而是避免易流产者引起的纠纷。

3. 服用会增加对阳光敏感性的药物。

4. 服用抗凝药或有凝血障碍疾病者（笔者认为有些黄褐斑与出血性问题相关）

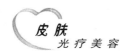

5．近期日光暴晒后的棕色皮肤（可能色沉反应还在进行中）患者，近期即将暴晒者。

6．有个人或家族皮肤癌病史。

7．糖尿病（能量过大可能会使皮肤破损后愈合期延长）患者。

8．免疫缺陷病患者。

9．感染性皮肤病（防病灶扩散）患者。

（三）患者的筛选

1．了解患者求治的原因。

2．了解患者的期望值。

3．了解患者的心理状态是否健康。

4．排除最近3～4周内被日光或人造光晒成黑褐色肤色的患者。

5．排除将来3～4周内可能被日光或人造光晒成黑褐色皮肤的患者。

6．治疗前至少停用异维A酸2个月以上。

7．治疗前避免使用阿司匹林等抗凝药以避免出现紫癜反应。

8．询问病史并判断是否适合强脉冲光治疗。

（四）解释工作

1．预期的效果。

2．治疗时可能有轻微不适或疼痛，不麻醉状态下一般能承受，每个人的疼痛耐受度不一样。

3．治疗后色斑部位可能有暂时的红肿出现，所以术后2d内不能受热或捂着，如面部术后不能戴口罩、躯干脱毛后不能穿紧身衣等。

4．色斑部位存在

（1）暂时性的色素沉着过度或薄痂皮（薄得还够不上称作伤口痂皮的程度），3～7d开始消退。

（2）暂时性色减，1～3周开始消退。

5．要想达到理想的效果需多次治疗，一般为4～6次。

（五）疗程

1．嫩肤　平均5次为1个疗程，每次间隔约3周。

2．脱毛　再次治疗选择上次治疗后毛发长出1mm时。

3．祛痘　3～4天1次。

（六）术前准备

1．签署同意书。

2．清洁面部。

3．照相。

4．根据患者情况调整参数。

5．光斑测试。

（七）操作注意事项

1.坚持全脸治疗，从下颌角隐秘处开始，顺着骨骼、肌肉、皱纹的方向摆放治疗头。

2．治疗前应做光斑测试，在3～4个连续光斑的照射后立即进行皮肤即刻反应观察，皮肤有微微发红和灼热感，是我们判断治疗是否有效的参考。即"一听一看"，听客人的感受、看皮肤反应，如果有重度发红出现应适量减少能量密度。同时注意延迟反应。

3．耦合剂不能太多或太少，薄敷1mm左右。

4．保持晶体和皮肤之间的适当距离。

5．保持治疗头与皮肤表面的垂直角度。

6．对于皱褶部位应轻轻伸展。

7．对于黄褐斑的患者参数选择应谨慎（比祛其他色素能量小20%），以痂皮脱落后皮肤不发红为度。

8．若关掉制冷开关应适当加大脉冲延时。

9. 随治疗次数的增加每次可酌情提高能量 1～2J。

10. 对肤色较黑的患者，可能会出现延迟的皮肤反应。不能因为即刻反应不明显而贸然增加能量。

11. 治疗表浅血管用常温凝胶并关闭或减小冷却头防止血管收缩。

（八）IPL 治疗光老化的原则

1. 视老化皮肤的色素、血管、皱纹问题的严重性而决定。

2. 如老化的皮肤色素较多，可先祛色素，再治皱纹和脱毛。

3. 如老化的皮肤血管病重，可先治疗血管问题，再治皱纹。

4. 如皱纹严重可选用三脉冲 640nm 滤光片。

皮肤光老化的临床表现有以下几点。

①皮肤暗沉、色斑（雀斑、黄褐斑、老年斑等）。

②血管扩张、红斑。

③皮肤纹理改变（毛孔粗大、粗糙、皱纹、松弛），渐进性的皮肤角化。

④痤疮、癌变等。

（九）术后可能出现的现象

1. 轻微的热灼感，可能持续半小时到两小时。

2. 轻微的发红，1～12h 。

3. 雀斑、色素斑可能会出现轻微的颜色变深，一般 1～3 周内可逐渐脱落。术后可能出现色减，一般 3～6 个月后逐渐消退。

4. 术后 3d 左右可能出现细小的痂壳，一般 1 周左右脱落。

（十）可能发生的不良反应

1. 疼痛。

2. 灼伤。

3. 痂壳或水疱。

4. 色素沉着或色素减退。

5．红肿。

6．瘢痕。

（十一）术后护理

水疱或破损可使用抗生素软膏或美宝湿润烧伤膏，但水疱最好不要弄破。术后 1 个月内应避免暴晒，可使用防晒霜。在无明显反应的情况下，术后可用无功效性化妆品。术后 48h 应避免使用热水，应使用冷水柔和清洁皮肤，可以使用保湿润肤的化妆品，禁止使用美白祛斑护肤品。

（十二）手术失败的原因

1．选择患者不当，例如很年轻的患者要求治疗皱纹，或肤色很深的患者要求祛色，疗效会表现不明显。

2．未能选择适当的治疗参数，以致治疗无效，或能量太大导致并发症或后遗症。

附 IPL 嫩肤治疗记录表

初诊日期 _____ 姓名 _____ 性别 _____ 年龄 _____ 职业 _____

地 址 _____ 性别 _____ 邮编 _____

主要症状：

	雀斑	色素斑	黄褐斑	老年斑	色素沉着	毛细血管扩张	红脸	红斑	酒渣鼻	光老化	黑眼圈	其他
部位												
程度												
病程												

皮肤性质描述：

	皱纹	粗糙度	松弛度	厚度	毛孔	油性程度	Phiz 类型	其他
部位								
程度 *								

* 程度评估：0～1度，轻度；2～3度，中度；4～5度，重度

备注：_____

患者期望：_____

既往病史：_____ 既往治疗情况：_____

近期曾口服或外用过的药物：_____ 过敏史：_____

近期日晒情况：_____ 日常护理情况：_____

治疗同意书

　　光子嫩肤仪是一种非剥脱动力疗法，是目前世界上最先进的光子嫩肤设备，可去除面部瑕疵，增加皮肤弹性，使皮肤美白细嫩。但如下事项须请您注意：

　　1. IPL 手术风险很低，一般情况下不产生副作用，但术后护理不当，如擦伤、感染、日晒等，可能产生可逆或不可逆的色素增加、减退甚至瘢痕等不良反应。

　　2. 极少数病人对本治疗不敏感，疗效可能不明显。

　　3. 对于少数病情严重的患者即使在疗程结束后症状虽好转，可能不会完全消失，但可以继续治疗。

　　4. 极少数患者由于个体差异等不可知因素，不适应本治疗，并有可能出现色素异常等副作用。

　　5. 在疗程结束之前擅自终止治疗，或不按照规定按时治疗可能治疗效果不佳。

　　6. 为了对比疗效，术前医生需为您照相，如不同意，则缺乏对比的依据，医生可对治疗不负任何责任。

　　上述情况已充分了解，本人同意治疗。

医生：　　　　　　　　　　患者：

　　　　　　　　　　　　　　　　　　年　　月　　日

次数	日期	摄影	能量密度 J/cm²	P₁ ms	D₁ ms	P₂ ms	D₂ ms	P₃ ms	脉冲	治疗后即刻表现					疗效				满意程度		收费
										潮红程度	潮红范围	出现时间	消失时间	其他	色素	血管	纹理	其他	满意程度	手术医生	

附 IPL 脱毛治疗记录

初诊日期 ＿＿＿＿＿ 姓名 ＿＿＿＿＿ 性别 ＿＿＿ 年龄 ＿＿＿ 职业 ＿＿＿＿＿＿＿＿

地址 ＿＿＿＿＿＿＿＿＿＿＿＿＿＿＿＿＿＿＿＿＿＿＿＿ 电话 ＿＿＿＿＿＿＿＿

既往病史：＿＿＿＿＿＿＿＿＿＿＿＿＿＿＿＿＿＿＿＿ 过敏史 ＿＿＿＿＿＿

既往治疗情况：□无 　□有：＿＿＿＿＿＿＿＿＿＿＿＿＿＿＿＿＿＿＿

治疗部位：□上唇 　□下唇 　□腮部 　□腋下 　□前臂 　□小臂 　□小腿
　　　　　□大腿 　□阴部 　□胸部 　□其他（□双侧 　□左侧 　□右侧）

面积：＿＿＿＿＿＿＿＿＿＿＿＿＿＿＿＿＿＿＿＿＿＿＿＿＿＿＿＿＿＿

治疗区特点：毛发密度：□浓密 　　□一般 　　□稀松
　　　　　　毛发颜色：□黑色 　□深褐色 　□浅褐色 　□灰白色
　　　　　　毛发粗细：□粗壮 　□一般 　□细软
　　　　　　皮肤条件：□干性 　□中性 　□油性
　　　　　　皮肤类型：＿＿＿＿＿＿＿＿＿＿＿＿型

备注：＿＿＿＿＿＿＿＿＿＿＿＿＿＿＿＿＿＿＿＿＿＿＿＿＿＿＿

IPL 脱毛同意书

IPL 脱毛技术是目前国内最有效、最安全的脱毛方法。但由于个体差异等偶然因素，可能出现以下特殊情况，须请您注意：

1. 治疗次数依毛发的粗细浓密程度、颜色等因素而定，特殊性质的毛发可能需要 5 次以上的治疗。

2. 小部分患者由于个体差异治疗效果不明显。

3. 随部位的不同，治疗的次数或效果可能不一样。

4. 如在疗程结束之前擅自终止治疗，毛发可能重新长出，此种情况与治疗本身无关。

5. 极小部分患者在治疗后皮肤可能出现色素增加或减退等不良反应，若术后护理不当甚至可能出现瘢痕。

6. 本治疗不会对皮肤及毛发以外的组织、器官造成伤害。除此以外的任何症状均与本治疗无关。

以上情况已充分了解，本人同意治疗。

医生： 　　　　　　　　　　　　　　患者：

年 　　月 　　日

次数	日期	部位	摄影	能量密度 J/cm²	光斑直径	脉冲宽度	脉冲	治疗后即刻反应	毛发消退程度	色沉	色减	瘢痕	手术医生	收费

术前照相的同时可以应用部位章，做好记录（图 9–12 上半部分为左侧面、正面、右侧面原章图，下半部分为左侧面、正面、右侧面的盖章图）。

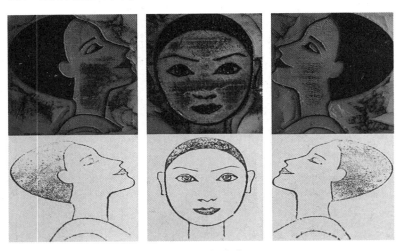

图 9–12　部位章

（十三）展望

光子嫩肤是一种解决多方面问题的综合治疗方法，还可以与 BOTOX 注射疗法相结合，来消退动态的皱纹，和激光联合治疗瘢痕。是一种无疼痛、非剥脱性、而真正达到不影响工作、生活，适合黄种人的理想的嫩肤祛皱方法，其前途非常广阔。

（十四）病例

【病例一】女，42 岁，釉状黄褐斑近 10 年后退行期（书末彩图 104A、B）。IPL 治疗后第二天（书末彩图 104C、D），色斑色素加深明显。5 次治疗后，即 1 个疗程后（书末彩图 104E、F）色斑消退明显。

【病例二】女，28岁，面部痘痘、痘印（书末彩图105 A），IPL 1次治疗后（书末彩图105 B），症状明显减轻，2次治疗后（书末彩图105 C），症状基本消失。

【病例三】女，40岁，毛细血管扩张，IPL 2次治疗后扩张的血管明显消退（书末彩图106）。

【病例四】男，30岁，痤疮愈后凹陷性瘢痕和色沉，IPL 2次治疗后痘印明显减轻（书末彩图107）。

【病例五】女，30岁，雀斑，IPL 2次后，雀斑明显消退（书末彩图108）。

【病例六】女，35岁，黄褐斑（书末彩图109 A、C），IPL治疗1个疗程后（书末彩图109B、D），黄褐斑减退。

第10章 私密激光美容

目前私密激光专指阴道松弛的微创激光治疗，实际上所有私密处的颜色异常、多毛、组织松弛等问题的激光治疗都属于私密激光美容。

一、阴道紧缩

女人的衰老是从生殖系统开始的。容颜是花，乳房是叶，阴道、子宫和卵巢就是女人的根。根不好，乳房衰老松弛得快，面部也会生皱纹和色斑，要想有"性福"生活，必须有个好根。

在阴道四周有许多肌肉及韧带，在阴道内壁黏膜上，有许多皱襞，维持女性阴道弹性与松紧度的主要组织为盆底肌肉与筋膜，分娩会不同程度地损伤盆底组织，同时，随着年龄的增长，卵巢功能逐渐减退，雌激素量减少，使筋膜等支持结构发生退行性变，肌肉张力下降，黏膜萎缩，使阴道变得更加松弛，缺少弹性，久而久之，部分女性出现尿道或膀胱膨出，导致张力性尿失禁（打喷嚏或者蹦跳时憋不住尿），排尿困难或反复泌尿系感染，或因直肠膨出而导致便秘。部分阴道松弛患者在性生活时对刺激的反应迟钝或不反应，很难达到性高潮，日久导致性冷淡、性交痛，影响夫妻生活质量甚至导致夫妻感情破裂。

（一）阴道松弛的原因

由于先天性结构松弛、流产或分娩后，阴道经过扩张而肌肉弹性削弱，长期慢性腹部高压形成的脱垂如长期提重物或慢性咳嗽等，归纳为以下几点。

1．6% 患者外力致弹力纤维破损。

2．80% 患者妊娠和分娩。

3．7% 患者有慢性疾病、体质弱、消瘦、内分泌失调。

4．7% 患者年龄的增长（30 岁以上雌激素的减少）、肥胖。

（二）阴道松弛伴发症

阴道干涩、不敏感、性生活不和谐（男性缺紧握感、女性缺容纳感）、子宫脱垂、阴道前后壁膨出、生殖系统感染（下阴瘙痒、白带异味、阴道炎反复发作，宫颈炎、宫颈糜烂久治不愈）、女性应力性尿失禁、内分泌失调、易怒、失眠、容颜早衰。

（三）阴道松弛分型

阴道的标准长度 9～11cm，宽度 3～4cm，容纳两个手指。兴奋点位于阴道前壁靠阴道口和阴道 1/3 处，大约距离阴道口 5cm 左右。

1．**轻度松弛**　夫妻双方性快感降低，高潮次数减少，阴道壁出现少部分松弛，阴道黏膜皱襞，阴道口基本上可闭合。

2．**中度松弛**　男性无"紧握"感，女性无容纳感。女性易患妇科炎症等疾病，阴道壁约 2/3 松弛，阴道口不能完全闭合。

3．**中重度松弛**　性生活中出现"扑哧扑哧"的漏气，阴道干涩、疼痛，常患妇科炎症等妇科疾病，阴道口不能完全闭合，可看到阴道壁膨出组织。

4．**重度松弛**　大笑、大喊或弯腰用力时有尿液溢出，面部出现黄褐斑等色斑、皱纹、皮肤粗糙、情绪急躁，阴道口不能完全闭合，可看到阴道壁膨出组织。

（四）治疗

1．术前准备

（1）了解病史、心理状态及要求，常规阴道及分泌物（气味、颜色)检查，以排除内外阴的感染性疾病(滴虫、真菌、淋球菌)。

(2)术前 2d 每日排尿后取截石位，0.1% 新洁尔灭或 0.5% 活力碘湿纱布擦洗外阴 2～3 遍，去除过多黏液、冲洗阴道。

2. 注意事项

(1)全身健康欠佳及心理障碍者、经期、经前、孕期、妇科炎症期不可治疗。

(2)检查、治疗前 24h 内禁止性交、盆浴。

(3)点阵激光治疗后 15d、连续激光治疗 6 周内不可性生活。

3. 治疗方法

(1)常规阴道收紧手术：是通过切除部分组织来达到收紧的效果。但引起阴道松弛的弹性纤维断裂没有改变，敏感度没有得到提高，阴道干涩、老化现象依然存在；并且术后会留下瘢痕，也比较不适合还想继续自然分娩的年轻女性。适合于阴道重度松弛治疗。

(2)光疗

①激光手术治疗：连续 CO_2 激光或 Nd：YAG 激光在截石位 3 点、6 点、5 点(或 7 点)划三条沟，目的同常规手术治疗。适合于中度、中重度阴道松弛治疗。

②360° 铒激光或 CO_2 点阵激光：适合轻中度阴道松弛、黏膜干燥治疗。一次性套管涂抹润滑剂，置入阴道至有阻力感。根据组织情况调节治疗参数，渐退式发射激光(可重复 2～3 遍，阴道口内 3～5cm 为重点)，置入油纱布卷且卧床 12～24h。术后 24h 1：5000 高锰酸钾坐浴，每天 2 次，7d。术后阴道压力计测紧握感(图 10-1)。

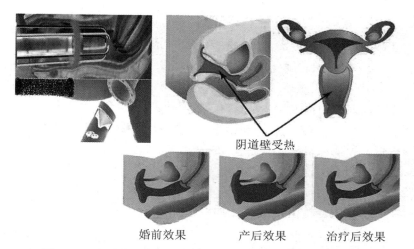

阴道壁受热

婚前效果　　　　产后效果　　　　治疗后效果

图 10-1　通过特殊设计的治疗手具对阴道壁和阴道口进行治疗

点阵激光治疗原理：精细控制组织温度在深度 0.2～0.5mm 内 50～70℃，作用于阴道黏膜层、肌层，刺激黏膜固有层和肌层中的成纤维细胞新生，并使受损的胶原纤维、弹力纤维等重塑，使阴道壁增厚，阴道收紧，使阴道的紧致度、敏感度、润滑度显著增强。

技术性能优势：无创、无痛、无怠工期，并采用一次性无菌激光套管，避免交叉感染，治疗时间 20min，即可拥有 1～1.5 年的紧致效果，可以反复多次治疗。激光在组织中的作用深度大约 3μm。

95% 的患者表示阴道松弛的症状有明显的改善，阴道的平均收缩程度为 17% 或 12.02mm，97% 的患者表示提高了性生活满意度且无不良反应。

"私密激光" 5 大功效为如下几点。

a. 增强紧缩度（阴道收紧）：缩紧阴道肌内环，快速恢复组织的弹性。

b. 增强润滑度（消除干涩）：刺激阴道自我修复系统、重建微循环，促使分泌，增加阴道水润嫩滑感。

c. 增强敏感度（体验高潮快感）。

d. 增强美观度（阴道红润滋嫩）：消除阴道的色素异常，重塑胶原弹力纤维网，修复内、外阴的老化。

e. 增加健康度（妇科健康）：内环境平衡，增强免疫力，降低妇科病；修复盆底健康，改善轻、中度尿失禁。

私密 CO_2 激光技术参数如下。

激光类型：封离式 CO_2 激光器。

激光波长：10 600nm。

激光模式：低阶模。

光斑直径：0.05～0.5mm。

运行模式：紧致模式、脉冲模式、点阵模式。

光束形状：平顶帽状。

激光手柄：紧致手柄90°、360°，点阵手柄20mm×20mm，切割手柄 f=100mm、f=50mm。

指示光：650mm 半导体指示光亮度可调。

脉冲频率：单频、1～10Hz。

操作系统：8 寸彩色触摸屏。

③弱激光或 LED 照射：无创，适合阴道轻度松弛或干燥、瘙痒。

附 宫颈糜烂及治疗

子宫与阴道连接的部位叫宫颈，约有 1/3 的人会有问题，轻者白带异常，异味难闻，重者危及生命。它其实是宫颈炎破坏了宫颈上皮细胞后呈现的一种红色，不是真正的糜烂。

1. 宫颈糜烂分级　Ⅰ度（轻度）糜烂面不超过 1/3；Ⅱ度（中度）糜烂面占整个宫颈面积的 1/3 ～ 2/3；Ⅲ度（重度）糜烂面占

整个宫颈面积的 2/3 以上。患有中重度的宫颈糜烂时，宫颈的炎性分泌物会明显增多，质地黏稠，并含有大量白细胞。可影响受孕。如果宫颈糜烂伴有高危性 HPV 感染，易患宫颈癌（图 10-2）。

2. 治疗　在抗 HPV 的同时，连续输出的 CO_2 激光聚焦，功率 5 ～ 30W，光斑 0.3 ～ 0.5cm，锥形切口扫描，术前、术后处理同阴道紧缩术。

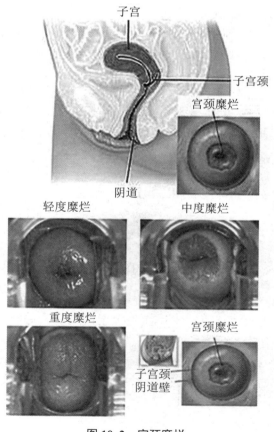

图 10-2　宫颈糜烂

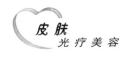

二、阴唇漂红

女性外生殖器，见图 10–3。阴唇长 4～5cm，宽约 0.5～1cm。阴唇是阴道入口左右两侧的一对翅膀膜样的部分。一般少女时小而光滑，粉红色。阴唇对性感觉非常敏感。随着年龄的增长会变得松弛，颜色也可能会变得黑暗。这样，非常容易堆积阴道分泌物，穿紧身裤子时会疼痛。变得很不好看的情况下甚至会造成性生活时自信心的丧失。

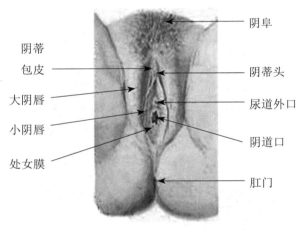

图 10–3　女性外生殖器

1. **光疗**　调 Q 激光祛黑色素、紧致皮肤及皮下组织，以凝固效应为治疗终点。术后涂美宝湿润烧伤膏并防感染、48h 尽量让热消散。

2. **手术特点**　①手术时间短。②无手术痕迹。③安全、无副作用。④手术费用低。⑤术后无痛，对日常生活不会造成任何不便。

3. 术前准备

（1）前一晚及当天早晨洗澡。

（2）术前一周停用阿司匹林类药物。

（3）术前两周停酒。

（4）其他病史。

（5）术前消毒同阴道紧缩术。

4. 外阴白斑、外阴萎缩、小阴唇不完整　连续输出 CO_2 轻扫一遍（约 1.5W，以凝固效应为终点），术后弱光照射（He-Ne 激光 15mW×10min，qd×10）。术前消毒、浸润麻醉，术后护理同阴道缩窄（书末彩图 110）。

三、祛妊娠纹

妊娠纹为真皮的弹性纤维网络破坏，难以复原。主要位于腹部，表现为肌肤松弛、瘢痕，呈西瓜肚、橘皮肚。其他部位也可发生类似损伤。

（一）成因

1. 主要是妊娠期受荷尔蒙影响，腹部的膨隆使皮肤变薄变细，腹壁皮肤会出现一些宽窄不同、长短不一的紫红色的波浪状花纹。时间久了，就会留下银白色的瘢痕线纹。

2. 孕期肾上腺分泌了大量的糖皮质激素，增加了皮肤弹力纤维和胶原纤维的脆性，当皮肤弹力纤维和胶原纤维的伸缩度达到一定限度时，就会引起其断裂，形成皱纹。

3. 真皮内的毛细血管和静脉壁扩张、变薄，使血液的颜色外露。分娩后，断裂的弹力纤维得以缓慢修复，真皮内的毛细血管和静脉壁会逐渐增厚，但不能完全恢复到孕前没有产生裂纹时的皮肤状态，皮肤条纹会呈紫红色。

新妊娠纹（短于 3 年）呈紫红色。老妊娠纹（超过 3 年）

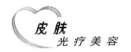

呈银白色。

（二）光疗

1. 剖宫产后断裂伤瘢痕 1064nm 激光光纤插入式焊接，0.5W 连续输出，每点照射时间为 5s，功率密度 15.92W/cm²。

2. 陈旧性撕裂纹（中至重度） CO_2 点阵激光或点阵微针射频（CO_2 更优），能量密度为（16±2）J/cm²，点阵间距为（0.8±0.1）mm，2～4 周一次，共 5 次，每次扫射 2 遍。联合 585nm 染料激光可增加疗效和减少色沉的不良反应（书末彩图 111）。

3. 新妊娠纹 IPL/E 光 /585nm 染料激光参数同嫩肤治疗，共 5 次，间隔 2～4 周（书末彩图 112）。

（三）术前准备

碘酊或碘伏后酒精脱碘，酒精过敏者用 0.1% 新洁尔灭消毒。

四、乳晕漂红

女性乳晕应该是粉红色的，直径 3～4cm，雌激素水平较高会造成乳晕发黑或成褐色，这虽然是女性正常的生理变化的表现，但对于审美来说，却存在一定的影响。妊娠期和哺乳期乳晕色沉，产后荷尔蒙分泌变化导致乳晕变黑，黑色素在真皮层。

1. 光疗 调 Q 激光凝固效应为终点，1～3 次，间隔 90d，10～12d 的恢复期，痂落后即红（书末彩图 113）。

2. 注意事项

（1）术前一周停酒，停用阿司匹林及扩血管药。碘伏消毒、复方利多卡因凝胶保鲜膜封包敷 40min。

（2）术后 3d 局部体温不宜过高，涂美宝湿润烧伤膏，口服维生素 C、维生素 B_2，均每次 2 片，每日 3 次。

五、嘴唇漂红

1. 病因

（1）文唇后致唇色过于暗沉。

（2）唇部不丰满。

（3）唇部血液循环不良致唇色过深。西医多认为色淡是缺血、色暗是心脏供血不足。中医多认为是脾虚、气虚。

2. 治疗　食、药调理，补气补血。

3. 光疗

（1）调 Q 激光祛色沉：以凝固状态为终点。

（2）IPL：低能量单脉冲丰唇。

（3）弱激光鼻腔或桡动脉照射以提高血液携氧能力。

4. 注意事项　因唇部黏膜血供丰富，光疗漂红时能量不可太大。

第**11**章 紫外线防护
CHAPTER 11

阳光中的紫外线（ultraviolet，UV）对人体有许多好处，例如使人身心愉悦、消毒、合成维生素 D_3 等。但其也是肌肤衰老的元凶之一，80% 的人皮肤老化都是紫外线造成的。

UV 在哪里？阳光紫外线无论阴晴、冬夏、室内外都能接触到。

一、紫外线对皮肤的影响

当皮肤接受紫外线过度暴晒后，活化酪氨酸酶，加速色素合成，破坏皮肤的保湿功能，使皮肤变得干燥，让真皮细胞受损，细纹产生。在强烈照射下，还会造成肌肤发炎、灼伤。严重时会变成皮肤癌。

紫外线对皮肤犯下的"七宗罪"包括：①晒黑。②晒伤。③肌肤暗沉、粗糙、松弛。④易产生各种斑，如红斑、色斑。⑤易产生皱纹。⑥免疫系统功能下降，曝光部位易感染人乳头瘤病毒，出现皮赘、老年疣等。⑦导致皮肤癌，人一生中一半的紫外线照射来自于 18 岁前，所以 18 岁以前防晒尤为重要。

二、紫外线分类及防护

具体分类见表 11–1。

UVA：波长 320～400nm，又称长波黑斑效应紫外线，有很强的穿透力。

UVB：波长 290～320nm，又称中波红斑效应紫外线，中等穿透力。

UVC：波长 100～290nm，又称短波灭菌紫外线，几乎被臭氧层完全吸收、散射，无法到达地面。紫外线灭菌灯就是 UVC（短时间照射即可灼伤皮肤，长时间或高强度照射会造成皮肤癌）。

UVD：波长＜100nm，又称真空紫外线。

表 11–1　UVA 与 UVB

	UVB	UVA
波长	290 ～ 320nm	320 ～ 400nm
臭氧层	可以部分吸收	不吸收
季节	夏季	一年四季
日间高峰	中午	清晨、傍晚
阴影下	＜ 10%	仍有 50%
玻璃	不可以穿透	可以穿透
表皮阻挡	90%	50%
穿透力	至表皮	至真皮
损伤	不可恢复	不可恢复

（一）UVA（320 ～ 400nm）

UVA 对衣物和人体皮肤的穿透性远比 UVB 要强，可达到真皮深处，是肌肤光老化的主要元凶之一，它借着波长较长，穿透能力强的本领，可以穿透皮肤表层，深入真皮以下组织，破坏胶原蛋白、弹力纤维组织等皮肤内部的微细结构，产生皱纹和幼纹，令皮肤衰老。

在阳光紫外线的能量分布中，UVA 是 UVB 的 15 倍。一般强度的阳光 UVA 照射 2～4h，皮肤就会出现比较稳定的黑化，学术上称为"持续型即时黑化"。

亚洲 UVA 的量：测试证明，上海是巴黎的 2.6 倍，所以亚洲人更要注重防晒。

PA（Protection UVA）：是 1996 年日本化妆品工业联合会公布的"UVA 防止效果测定法标准"，测试标准为 2～4h 阳光照射后皮肤持久性黑色素沉淀（PPD）的稳定指数。2013 年 1 月，日本化妆品工业联合会将 PA 防护程度分为四级，表示产品防护 UVA 的能力（即防止晒黑的能力，见表 11-2 ）。

表 11-2　PA 防护程序

PA 分类	UVSPF	UVA 防御效果
PA+	2～4	有
PA++	4～8	较高
PA+++	8～16	非常高
PA++++	≥16	极高

（二）UVB（290～320nm）

中波紫外线极大部分被皮肤表皮吸收，不能再渗入皮肤内部。但由于其阶能较高，对皮肤可产生强烈的光损伤，被照射部位真皮血管扩张，皮肤可出现红肿、水疱等症状。长久照射皮肤会出现红斑、炎症、皮肤老化，严重者可引起皮肤癌。中波紫外线又被称作紫外线的晒伤（红）段，是应重点预防的紫外线波段。（晒伤）

日光中含有的中波紫外线大部分被臭氧层所吸收，只有不足 2% 能到达地球表面。

1. SPF（sun/skin protection factor）　即皮肤保护指数，

是显示防止 UVB 伤害的防晒效果数值，也就是防止皮肤晒红晒伤的能力。一般人的皮肤在日光直射下产生红斑的时间是 20～25min，如果一瓶防晒乳的 SPF 值为 8，用它涂敷一次，对皮肤的保护时间就是 20（25）×8=160（200）min 左右。

2. SPF 值对应的外部天气情况

（1）SPF2～8，冬日阳光，春秋早晚阳光和阴雨天。

（2）SPF9～20，夏日早晚和中等强度阳光。

（3）SPF21～30，户外工作、旅游、夏日强烈阳光。

（4）SPF＞30，特定环境（如高原），强烈阳光照射。

3. 如何防晒 很多人认为涂抹了防晒霜就可以随便地暴露在阳光下，过分地信赖"防晒作用"，难以清洗的防晒霜在卸妆时也会加重对表皮的破坏而激惹黄褐斑，有些防晒产品也有光敏的作用。最佳的防晒还是硬防晒，即物理遮盖。10:00—14:00 尽量待在室内可躲避全天 2/3 的紫外线。

（1）室内紫外线防护：盛夏正午太阳最强，应用百叶窗阻止 UVA/UVB，特别是 UVA 的伤害，因为 UVA 能穿透玻璃，进入室内。此外，在家中也应使用防晒品。

（2）户外紫外线防护：在水上、水边、海滩上活动时，要加强防护，可增加涂抹防晒护肤品的次数和采取其他防护措施。

（3）紫外线还能损伤眼睛。另外，眼周皮肤很薄，特别易产生皱纹，故要戴帽和墨镜。

4. 防晒护肤品的选择 AAD 美国皮肤科学会建议选择防晒产品的三个主要特性。

（1）防晒指数≥30。

（2）使用广谱防晒产品：能同时使皮肤免于 UVA 和 UVB 的伤害（SPF/PA 指数）。

（3）耐水性：可在一定程度上保持遇水后的功效稳定性，

维持到 40～80min，但在游泳、大汗后，应及时补涂防晒品。

全世界著名皮肤学家和生物学家一致认为，优质防晒品应该是适合天天使用的、SPF=15～25、防护 UVA：UVB ＜ 2.5。

5. **使用防晒产品的正确方法**　涂抹防晒霜 10min 后再外出。因为防晒霜涂抹后要经过一些时间，才会被皮肤吸收和发挥作用。每隔 2 ～ 3h 涂一次防晒霜。阳光很强时外出，最好戴帽、戴镜、打遮阳伞。

6. **防晒霜和隔离霜的区别**　防晒霜通常分为物理防晒与化学（有机）防晒。物理防晒剂是靠折射原理来阻挡紫外线，其中的粒子可能会附着皮肤，堵塞毛孔，需仔细清洁。有机防晒剂改变紫外线波长，普通洁面即可。隔离霜作为彩妆产品，尤其需要清洁，需先卸妆再洁面。

参考文献
REFERENCE

［1］梁永茂，吴思恩．实用激光皮肤性病学．北京：大世界出版公司，1995．

［2］梁永茂．激光与临床．北京：海洋出版社，1992．

［3］张学军．皮肤性病学．6版．北京：人民卫生出版社，2004．

［4］李定国．诊断学．北京：人民卫生出版社，2001．

［5］郑怀美．妇产科学．北京：人民卫生出版社，1994．

［6］李勤，余文林，苑凯华．激光美容外科图谱．北京：人民军医出版社，2008．

［7］卢忠．皮肤激光医学与美容．上海：复旦大学出版社，2008．

［8］蔡景龙．现代瘢痕学．2版．北京：人民卫生出版社，2008．

［9］朱平．低强度激光临床应用手册．北京：人民军医出版社，2011．

［10］刘建勋，王玉魁．实用临床激光医学．延边：延边大学出版社，1994．

［11］纪荣明．麻醉解剖实物图谱．北京：人民卫生出版社，2006．

［12］杨海平，杨苏．实用美容皮肤外科技术．上海：第二军

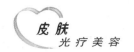

医大学出版社，2006．

[13] 中华医学．临床诊疗指南·烧伤外科学分册．北京：人民卫生出版社，2007．

[14] 何黎，刘玮．皮肤美容学．北京：人民卫生出版社，2008．

[15] 申五一，刘开东，王文科．医学美容临床技术教程．北京：中国古籍出版社，2005．

[16] 张其亮．美容皮肤科学．北京：人民卫生出版社，2002．

[17] 葛西健一郎．色斑的治疗．吴溯帆，译．杭州：浙江出版联合集团、浙江科学技术出版社，2011．

[18] 龙勇．皮肤美容中西医治疗技术．武汉：湖北长江出版集团、湖北科学技术出版社，2007．

[19] 梁永茂．临床激光医学．长沙：湖南学术科技出版社，1992．

[20] 韩方莉．光子嫩肤的临床应用与展望．医用激光杂志，2006, 18(1)．

[21] 韩方莉，吴碧琼．血卟啉衍生物CHPD对激光诊治恶性肿瘤的应用．应用激光，1996.16, (2): 93-94．

[22] 韩方莉．He-Ne激光治疗带状疱疹疗效观察．医用激光杂志，1994, 8(3)．

彩 图

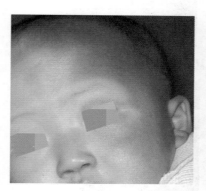 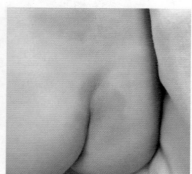

彩图 1　蒙古斑

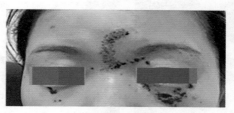

彩图 2　1064nm 激光术后"油状血"

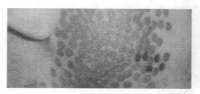 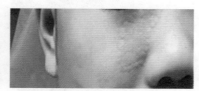

彩图 3　755nm 激光术后凝固状态（先发白，后紫癜）

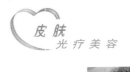

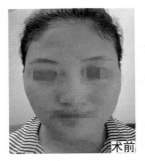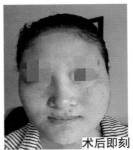

術前　　　　　　　術后即刻

彩图 4　IPL 治疗

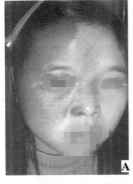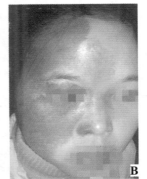

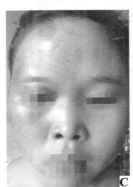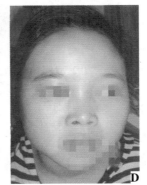

彩图 5　病例一

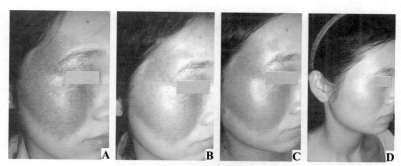

彩图 6　病例二

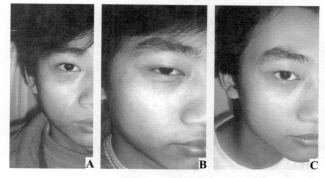

彩图 7　病例三

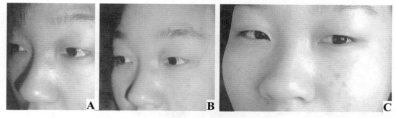

彩图 8　病例四

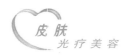
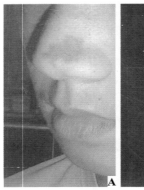
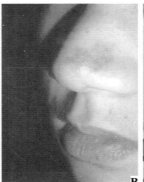
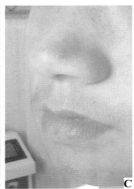

彩图 9　病例五

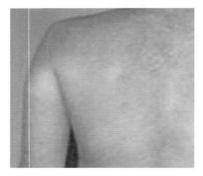
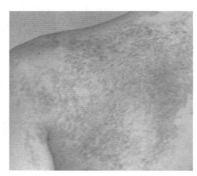

彩图 10　伊藤痣　　　　　　　　彩图 11　贝克痣

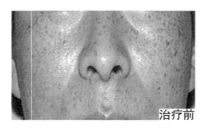
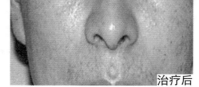

治疗前　　　　　　　　　　　　治疗后

彩图 12　雀斑 694nm 调 Q 激光 2 次

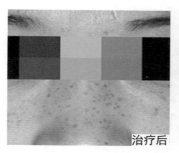
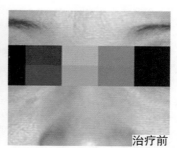

治疗后　　　　　　　　　　　　　　治疗前

彩图 13　雀斑 3 次 IPL 治疗

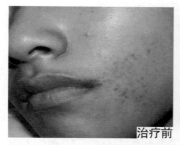
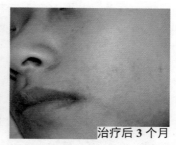

治疗前　　　　　　　　　　　治疗后 3 个月

彩图 14　雀斑样痣 1064nm 调 Q 激光 1 次治疗

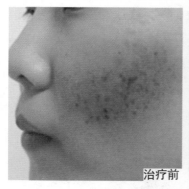
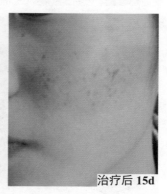

治疗前　　　　　　　　　　　治疗后 15d

彩图 15　雀斑样痣 IPL 治疗 1 次

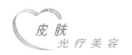

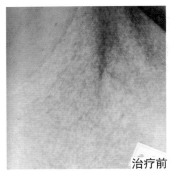 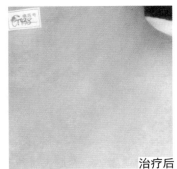

治疗前　　　　　　　　　　　　治疗后

彩图 16　雀斑样痣 IPL 治疗 3 次

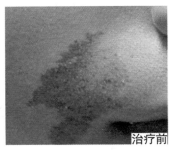 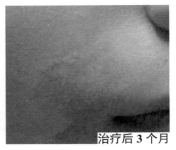

治疗前　　　　　　　　　　治疗后 3 个月

彩图 17　斑痣 1064nm 调 Q 激光后即刻并 CO_2 激光除点状色瘤 1 次

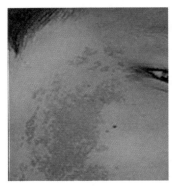 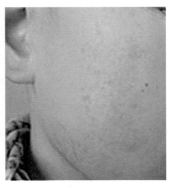

彩图 18　咖啡牛奶斑 1064nm 激光治疗 1 次对比

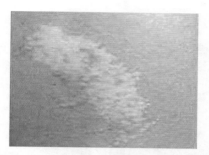

彩图 19 咖啡牛奶斑调 Q 激光治疗后色素脱失

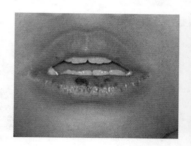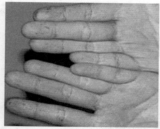

彩图 20 口唇黑斑

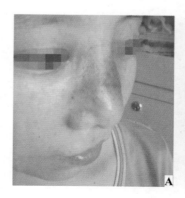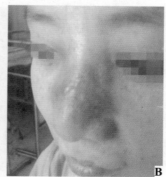

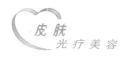
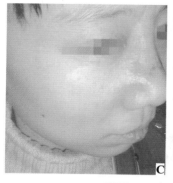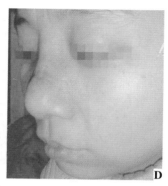

彩图 21　炎症后色素沉着

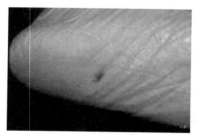

彩图 22　交界痣

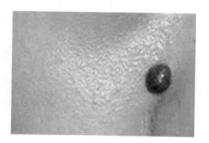

彩图 23　混合痣

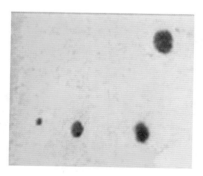

彩图 24　皮内痣

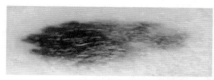

A. Asymmetry 不对称：痣出现不对称变化

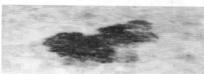

B. Border 边缘：皮肤良性痣的边缘整齐，黑色素瘤的边缘常常凹凸不平

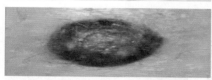

C. Colour 颜色：良性痣的颜色均一，而黑色素瘤的颜色常常深浅不一

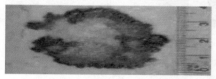

D. Diameter 直径：黑色素瘤的直径常常大于 6mm

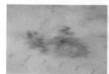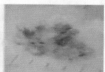

E. Evolving 黑色素瘤演变 大小、形状、颜色通常在较短时间内改变

彩图 25　黑色素瘤 ABCDE 鉴定原则

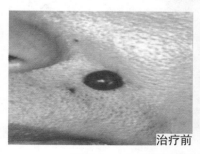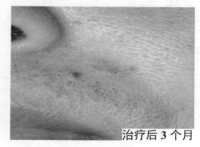

治疗前　　　　　　　　　治疗后 3 个月

彩图 26　皮内痣连续输出 CO_2 激光 1 次 3 个月后

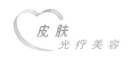

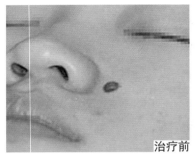
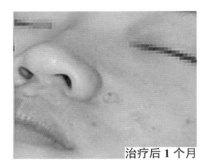

治疗前 治疗后 1 个月

彩图 27　皮内痣连续输出 CO_2 激光 1 次后 1 个月

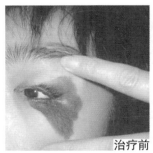
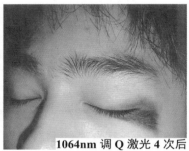

治疗前 1064nm 调 Q 激光 4 次后

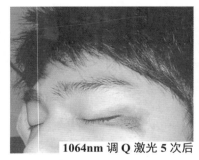
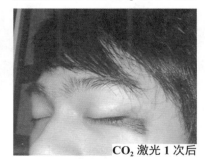

1064nm 调 Q 激光 5 次后 CO_2 激光 1 次后

彩图 28　先天性色素痣

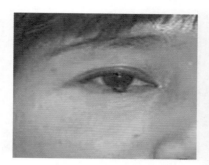

彩图 29　眼睑分裂痣

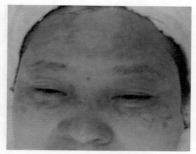

彩图 30　颧部褐青色痣

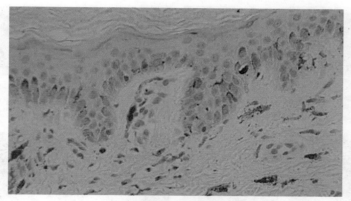

彩图 31　颧部褐青色痣组织病理切片

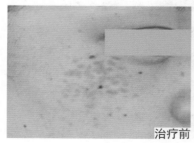

治疗前

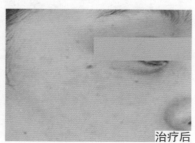

治疗后

彩图 32　颧部褐青色痣 585nm 激光治疗 3 次

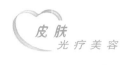

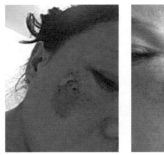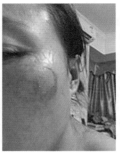

彩图 33　黄褐斑手术脱皮后

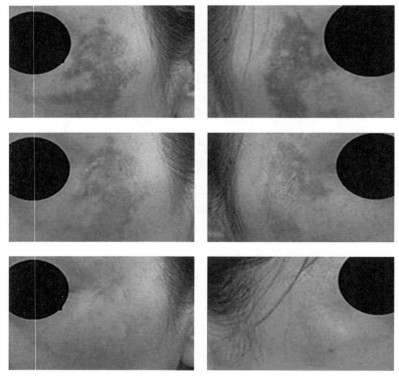

彩图 34　黄褐斑 1064nm 调 Q 激光低能量 10 次治疗

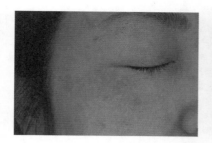 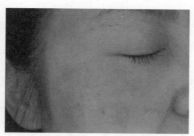

彩图 35　黄褐斑 IPL 1 个疗程

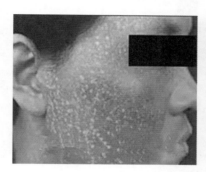 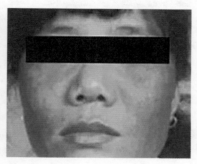

彩图 36　黑变病

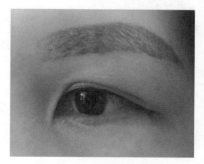

彩图 37　褪文眉后毛发变白

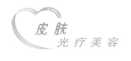

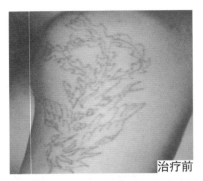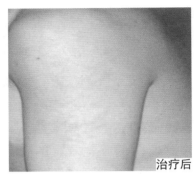

治疗前　　　　　　　　　　　　　　　　　治疗后

彩图 38　文身 20 年，激光治疗 6 次后

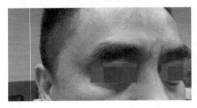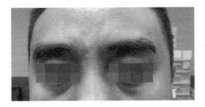

彩图 39　黑眼圈

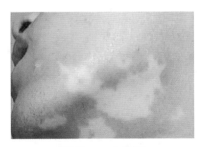

彩图 40　白癜风

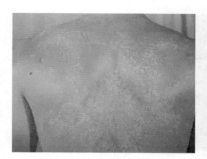

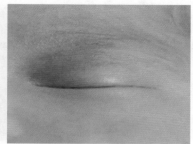

彩图 41　花斑糠疹　　　　　　　　　彩图 42　葡萄酒色斑

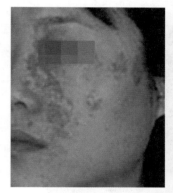

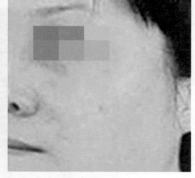

彩图 43　鲜红斑痣 585nm 激光 8 次后

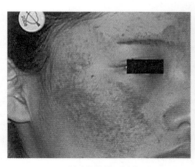

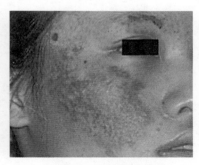

A．放射线核治疗后　　　　　　　　B．585nm 治疗后即刻

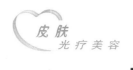
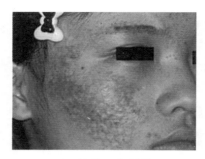

C. 治疗 1 个月后

彩图 44　鲜红斑痣核治疗后残余

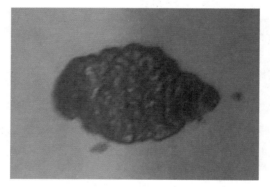

彩图 45　草莓状血管瘤（6 个月婴儿）

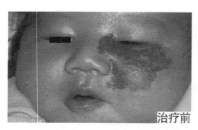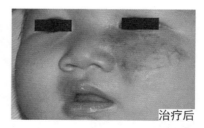

治疗前　　　　　　　　　　　治疗后

彩图 46　585/595nm 激光治疗

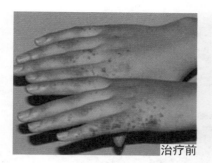

治疗前 治疗后

彩图 47 双手血管角皮瘤 585nm 激光 3 次

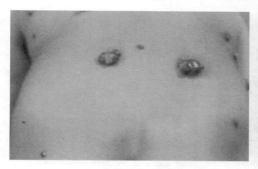

彩图 48 疣状血管瘤

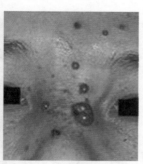

彩图 49 化脓性肉芽肿

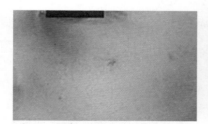

彩图 50 蜘蛛痣

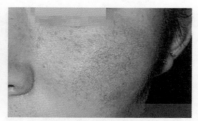

彩图 51 毛细血管扩张

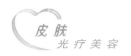
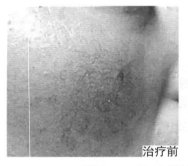
治疗前
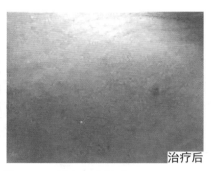
治疗后

彩图 52　毛细血管扩张 585nm 激光 1 次治疗

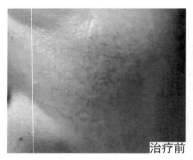
治疗前
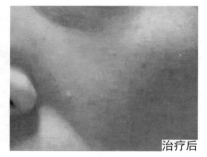
治疗后

彩图 53　毛细血管扩张 IPL 治疗 2 次

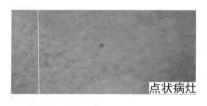
点状病灶
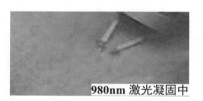
980nm 激光凝固中

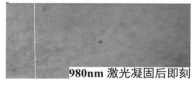
980nm 激光凝固后即刻
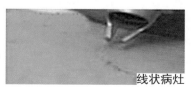
线状病灶

彩图 54　毛细血管扩张

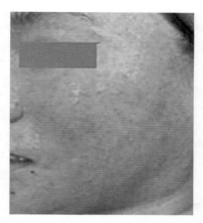

彩图 55　激素依赖性皮炎

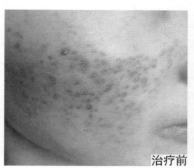

治疗前　　　　　　　　　　　治疗后

彩图 56　激素依赖性皮炎 IPL 术后 1 周

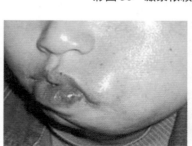
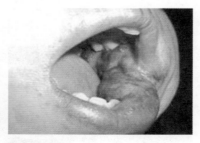

彩图 57　海绵状血管瘤

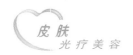

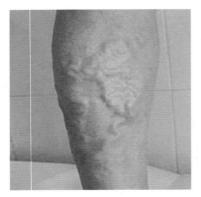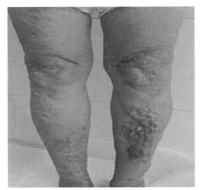

彩图 58　静脉曲张

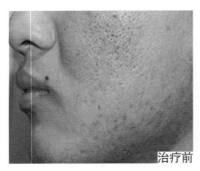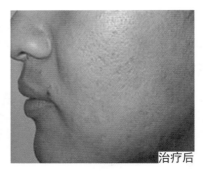

治疗前　　　　　　　　　　　　　　治疗后

彩图 59　毛孔粗大并扁平痤疮瘢痕 IPL 一个疗程

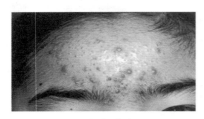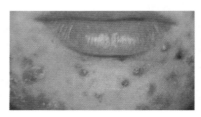

A. 额部痤疮　　　　　　　　　　　B. 颏部痤疮

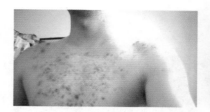

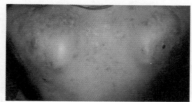

C. 胸部痤疮

D. 背部痤疮

彩图 60　痤疮

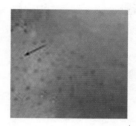

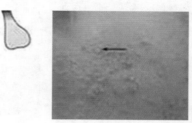

A. 黑头粉刺

B. 白头粉刺

彩图 61　粉刺

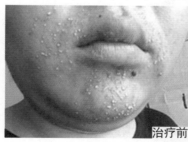

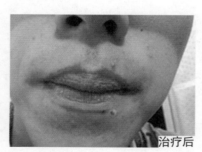

治疗前

治疗后

彩图 62　白头粉刺 IPL 治疗一次后 3 周

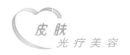

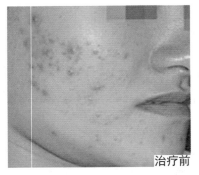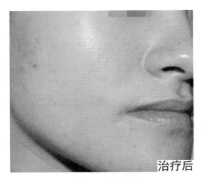

治疗前　　　　　　　　　治疗后

彩图 63　丘疹型痤疮 IPL 一次配合药物治疗 3 周后

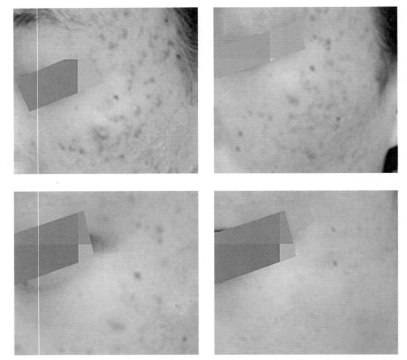

彩图 64　丘疹型痤疮 IPL 每月 1 次＋药物，3 次治疗后

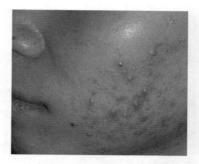
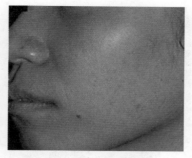

彩图 65　丘疹型痤疮 IPL 每周 1 次，3 次治疗后

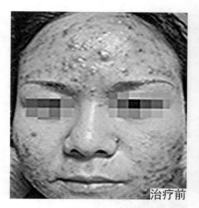
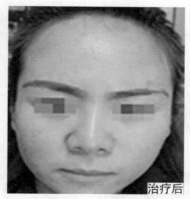

治疗前　　　　　　　　　　治疗后

彩图 66　脓疱型痤疮 IPL+LED 红光治疗 2 个月后

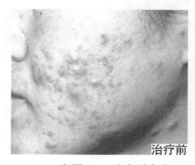
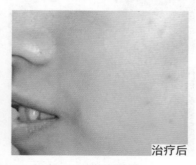

治疗前　　　　　　　　　　治疗后

彩图 67　脓疱型痤疮 IPL+LED 红光 +CO$_2$ 激光切排

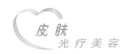

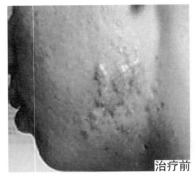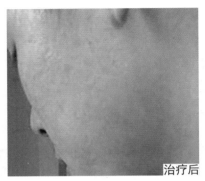

治疗前　　　　　　　　　治疗后

彩图 68　结节型痤疮 CO_2 激光 2 次后（间隔 3 个月）

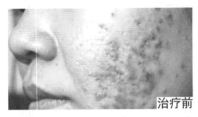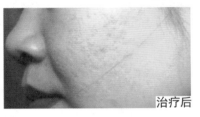

治疗前　　　　　　　　　治疗后

彩图 69　囊肿型痤疮 CO_2 激光切排 +LED 红光照射

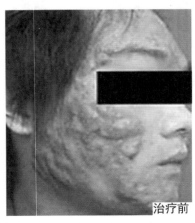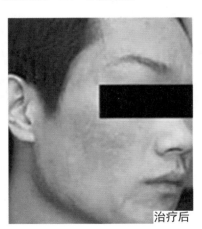

治疗前　　　　　　　　　治疗后

彩图 70　聚合型痤疮

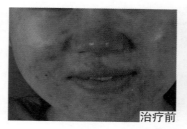
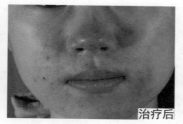

治疗前　　　　治疗后

彩图 71　中度痤疮 IPL+CO$_2$ 切排 +LED

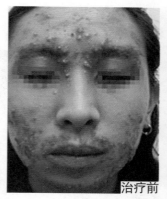
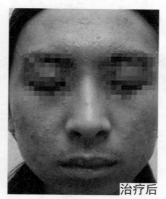

治疗前　　　　治疗后

彩图 72　中重度痤疮 PDT 治疗 3 个疗程后

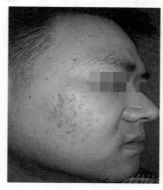
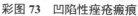
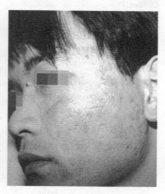

彩图 73　凹陷性痤疮瘢痕　　　　彩图 74　扁平痤疮瘢痕

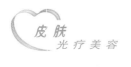

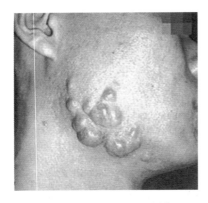

彩图 75　痤疮瘢痕疙瘩

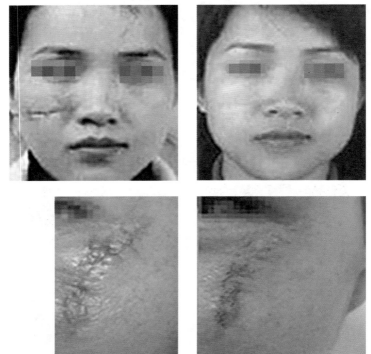

彩图 76　凹陷性瘢痕 CO_2 点阵激光 3 次后

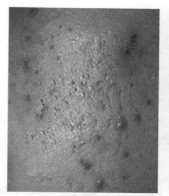 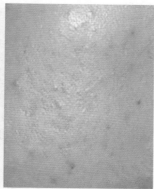

彩图 77　痤疮并扁平性瘢痕 IPL 3 次后

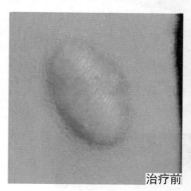 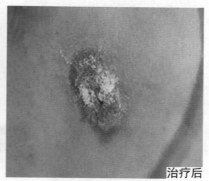

治疗前　　　　　治疗后

彩图 78　增生性瘢痕 CO_2 激光后 15d

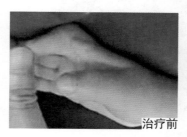 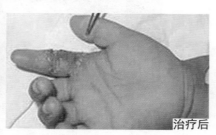

治疗前　　　　　治疗后

彩图 79　挛缩性瘢痕手术松解后

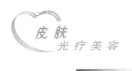
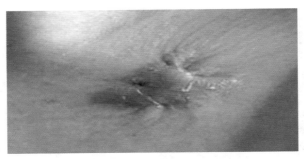

彩图 80　瘢痕疙瘩

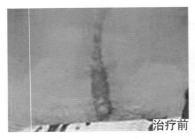
治疗前

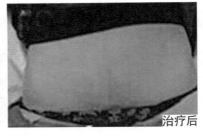
治疗后

彩图 81　瘢痕疙瘩综合治疗

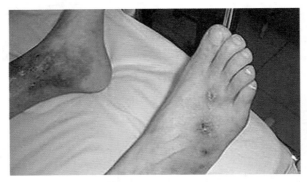

彩图 82　萎缩性瘢痕

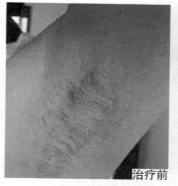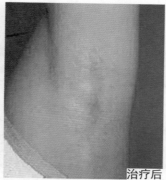

治疗前　　　　　　　　治疗后

彩图 83　萎缩性瘢痕 CO_2 点阵 +IPL3 个疗程

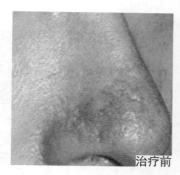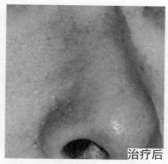

治疗前　　　　　　　　治疗后

彩图 84　毛细血管扩张型 IPL2 次

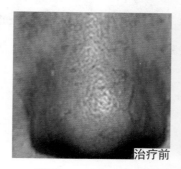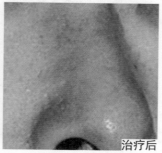

治疗前　　　　　　　　治疗后

彩图 85　毛细血管扩张型 585nm 激光 1 次并 IPL3 次

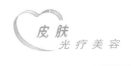

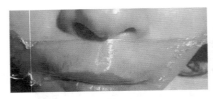

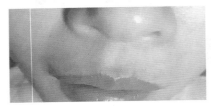

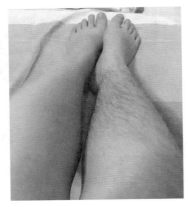

彩图 86　脱毛疗效对比

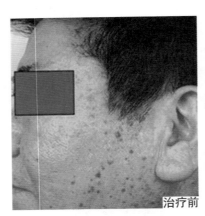

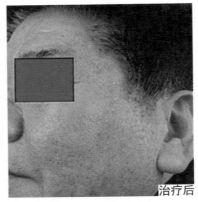

治疗前　　　　　　　　　　　　　治疗后

彩图 87　脂溢性角化 CO_2 激光后，3～4 周 IPL/E 光

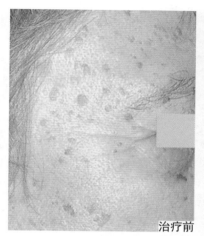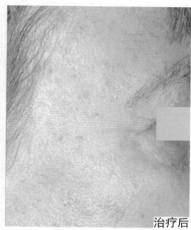

治疗前　　　　　　　　　　　治疗后

彩图 88　脂溢性角化 Nd：YAG 调 Q 激光 1 个月

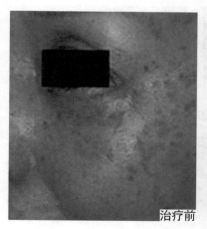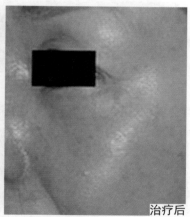

治疗前　　　　　　　　　　　治疗后

彩图 89　老年斑 IPL 1 个疗程

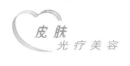
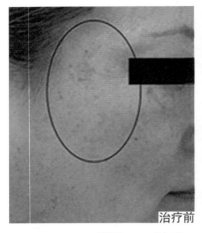
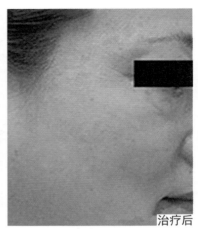

治疗前 治疗后

彩图 90　老年斑 1064nm 调 Q 激光 1 次

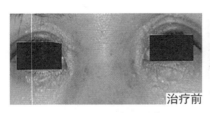
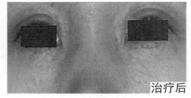

治疗前 治疗后

彩图 91　汗管瘤超脉冲 CO_2 激光术后

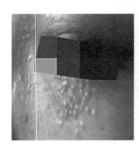
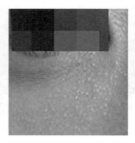
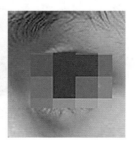

彩图 92　粟丘疹

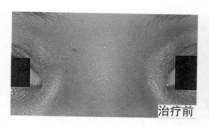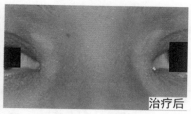

治疗前 治疗后

彩图 93　睑黄瘤超脉冲 CO_2 后

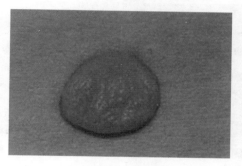

彩图 94　皮赘

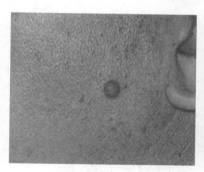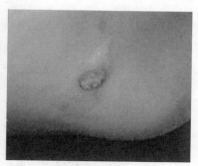

彩图 95　寻常疣

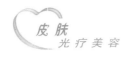

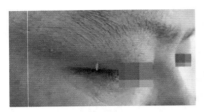
彩图 96 丝状疣

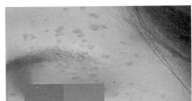
彩图 97 扁平疣

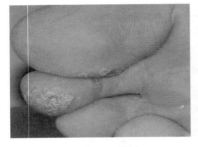
彩图 98 跖疣

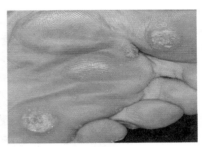
彩图 99 鸡眼

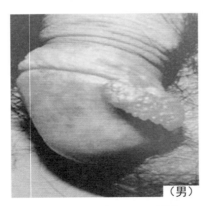
（男）

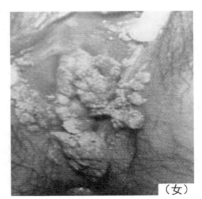
（女）

彩图 100 尖锐湿疣

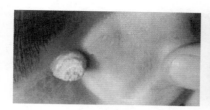

彩图 101　皮角

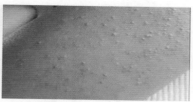

彩图 102　毛囊角化病

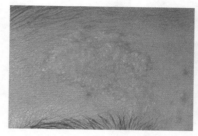

A. 婴儿儿童期

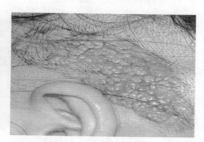

B. 青春期

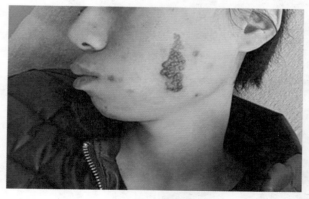

C. 成年期

彩图 103　皮脂腺痣

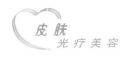

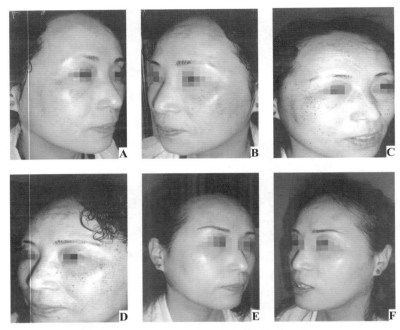

彩图 104　女，42 岁，釉状黄褐斑退行期

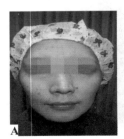 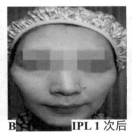 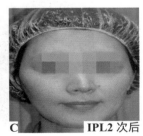

彩图 105　斑、痘

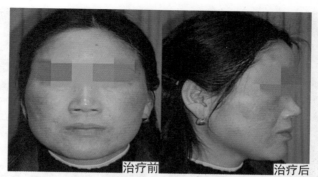
治疗前　　　治疗后

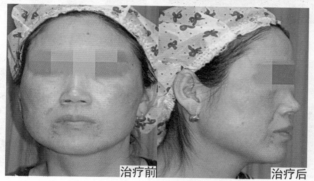
治疗前　　　治疗后

彩图 106　毛细血管扩张 IPL 治疗 2 次后

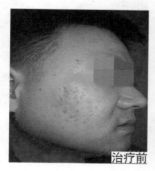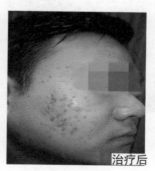
治疗前　　　治疗后

彩图 107　痘印、痘坑 IPL 治疗 2 次后

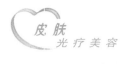
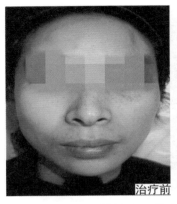
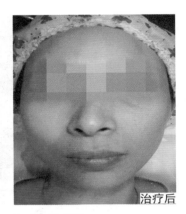

治疗前　　　　　　　　　治疗后

彩图 108　雀斑 2 次 IPL 治疗后

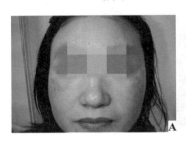
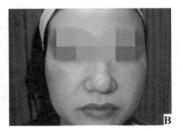

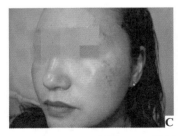
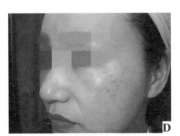

彩图 109　黄褐斑 IPL 1 个疗程后

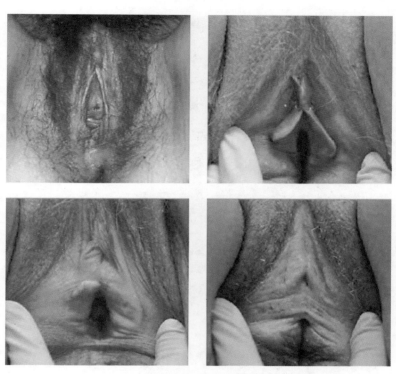

彩图 110　外阴白斑、外阴萎缩、小阴唇不完整

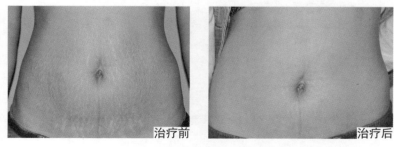

治疗前　　　　　　　　　　　　　治疗后

彩图 111　陈旧性撕裂纹点阵激光 /IPL 3 个疗程后

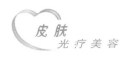

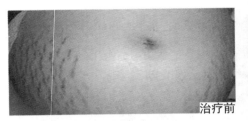
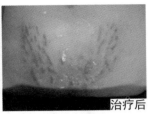
治疗前　　　　　　　　　　治疗后

彩图 112　新妊娠纹 IPL 术后即刻

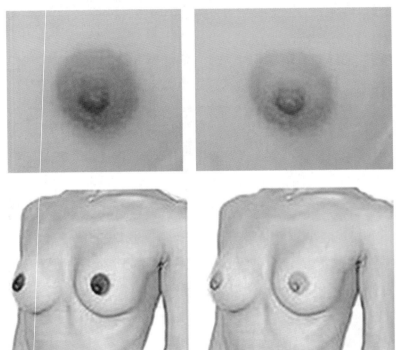

彩图 113　乳晕漂红术后 1 个月